AF498881

Abdomen abierto y síndrome de hipertensión abdominal

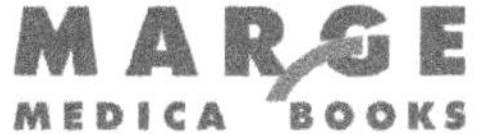

Abdomen abierto y síndrome de hipertensión abdominal

Editores

Manuel Trias
Ferran Caballero
Rodrigo Medrano

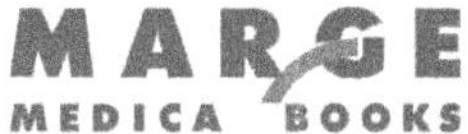

Abdomen abierto y síndrome de hipertensión abdominal
Editores: Manuel Trias, Ferran Caballero, Rodrigo Medrano
1.ª edición 2013

© de esta edición: ICG Marge, SL

Edita: Marge Médica Books
València, 558, ático 2.ª - 08026 Barcelona (España)
Tel. +34-932 449 130 - marge@marge.es - www.marge.es

Director editorial: Hèctor Soler
Gestión editorial: Ana Soto, Laura Martínez, Neus Piñol
Edición: David Soler, Rosa Serra
Colaboración editorial: Carmen Company
Compaginación: Mercedes Lara
Impresión: Novoprint (Sant Andreu de la Barca, Barcelona)

ISBN: 978-84-15340-90-4
Depósito Legal: B-27.927-2013

Índice

Autores

Patricio Alcaraz Lorente
Servicio de Cirugía General
Hospital Clínico Universitario
 Virgen de la Arrixaca
Universidad de Murcia
Murcia

Ferran Caballero Mestres
Sección de Cirugía
 de Urgencias
Servicio de Cirugía General
 y Digestiva
Hospital de la Santa Creu
 i Sant Pau
Universitat Autònoma
 de Barcelona
Barcelona

Daniel Cardona Pera
Servicio de Farmacia
Hospital de la Santa Creu
 i Sant Pau
Universitat Autònoma
 de Barcelona
Barcelona

Gregorio Castellanos Escrig
Servicio de Cirugía General
Hospital Clínico Universitario
 Virgen de la Arrixaca
Universidad de Murcia
Murcia

Manuel López-Cano
Cirugía de la Pared
 Abdominal
Hospital Universitari
 Vall d'Hebron
Universitat Autònoma
 de Barcelona
Barcelona

Paula López Garzón
Servicio de Medicina Intensiva
Hospital de la Santa Creu
 i Sant Pau
Universitat Autònoma
 de Barcelona
Barcelona

Zoilo Madrazo González
Urgencias Quirúrgicas
Servicio de Cirugía General
    y Aparato Digestivo
Hospital Universitari
    de Bellvitge
Universitat de Barcelona
L'Hospitalet de Llobregat
    (Barcelona)

Jordi Mancebo Cortés
Servicio de Medicina Intensiva
Hospital de la Santa Creu
    i Sant Pau
Universitat Autònoma
    de Barcelona
Barcelona

Luis Marruecos Sant
Servicio de Medicina Intensiva
Hospital de la Santa Creu
    i Sant Pau
Universitat Autònoma
    de Barcelona
Barcelona

Rodrigo G. Medrano Caviedes
Sección de Cirugía de Urgencias
Servicio de Cirugía General
    y Digestiva
Hospital de la Santa Creu
    i Sant Pau
Universitat Autònoma
    de Barcelona
Barcelona

Indalecio Morán Chorro
Servicio de Medicina Intensiva
Hospital de la Santa Creu
    i Sant Pau
Universitat Autònoma
    de Barcelona
Barcelona

Salvador Navarro Soto
Departamento de Cirugía
Hospital Universitari
    Parc Taulí
Universitat Autònoma
    de Barcelona
Sabadell (Barcelona)

José Antonio Pereira Rodríguez
Departamento de Cirugía
    General y Digestiva
Parc de Salut Mar
Barcelona
Departamento de Salud
    y Ciencias Experimentales
Universitat Pompeu Fabra
Barcelona

Dolores Pérez Díaz
Servicio de Cirugía
    General y Digestiva 2,
    y Cirugía de Urgencias
Hospital General Universitario
    Gregorio Marañón
Universidad Complutense
Madrid

Antonio Piñero Madrona
Servicio de Cirugía General
Hospital Clínico Universitario
    Virgen de la Arrixaca
Universidad de Murcia
Murcia

Cristina Rey Valcarce
Servicio de Cirugía
    General y Digestiva 2,
    y Cirugía de Urgencias
Hospital General Universitario
    Gregorio Marañón
Universidad Complutense
Madrid

Manuel Trias Folch
Servicio de Cirugía General
    y Digestiva
Hospital de la Santa Creu
    i Sant Pau
Universitat Autònoma
    de Barcelona
Barcelona

Fernando J. Turégano Fuentes
Servicio de Cirugía
    General y Digestiva 2,
    y Cirugía de Urgencias
Hospital General Universitario
    Gregorio Marañón
Universidad Complutense
Madrid

Editorial

En los últimos años, la aplicación en la clínica de los nuevos conocimientos sobre la hipertensión abdominal y de las opciones para realizar una laparostomía (abdomen abierto) ha representado un gran avance para el tratamiento de un grupo de enfermos muy complejos, que han mejorado su supervivencia de manera objetiva.

A partir de la implantación de la anestesia general pudo abordarse la cirugía de la pared abdominal y de su contenido, que hasta entonces básicamente se limitaba al tratamiento de lesiones superficiales, hernias y heridas. En los siglos XIX y XX se produjeron grandes avances de la técnica quirúrgica, los cuales permitieron el tratamiento de muchas enfermedades que, por afectar a los órganos intraabdominales o la pared del abdomen, exigían la apertura y el cierre de ésta. Con el aumento de la cirugía abdominal y de la supervivencia de los pacientes aparecieron nuevas situaciones clínicas, algunas de ellas precursoras de los aspectos que se tratan en esta monografía. Así, en situaciones como grandes eventraciones, pérdidas parietales, etc., se efectuaba un cierre de la pared abdominal a tensión, que con frecuencia provocaba un síndrome de hipertensión intraabdominal, o en caso de imposibilidad de cierre (evisceraciones, infecciones graves de la pared abdominal, etc.) la solución consistía en una laparostomía o abdomen abierto.

Poco a poco, y de una forma más o menos individual o coordinada, se han desarrollado los conceptos de hipertensión intraabdominal y de abdomen abierto como aspectos fundamentales en el tratamiento de los pacientes con patología abdominal grave, y su aplicación en la clínica ha contribuido a mejorar los resultados y la supervivencia.

Aunque el síndrome de hipertensión abdominal ya se había descrito a finales del siglo xix, no fue hasta después de 1980 cuando empezó tenerse en cuenta en la clínica y progresivamente fue desarrollándose su estudio, así como el del síndrome compartimental abdominal. Para su prevención o tratamiento se desarrollaron técnicas de cierre de la pared abdominal sin tensión y de abdomen abierto o laparostomía. Ya hemos citado como ejemplos de estas situaciones clínicas los pacientes con aumento de la presión intraabdominal (edema, ascitis, pancreatitis, politraumatismo, sepsis, etc.) y aquellos con imposibilidad de cerrar la cavidad abdominal (grandes eventraciones, evisceraciones, pérdida traumática o por infecciones de la pared, reintervenciones, etc.).

En la actualidad, gracias a los métodos diagnósticos y terapéuticos, a los programas de atención a los enfermos con politraumatismo y a las posibilidades que ofrecen la reanimación y los cuidados intensivos, muchos de estos pacientes graves, que antes fallecían, sobreviven, y en algún momento de su evolución pueden presentar un síndrome de hipertensión abdominal o requerir tratamiento quirúrgico con una laparostomía.

Hoy en día, los criterios para indicar el control de la presión intraabdominal o la práctica de algún tipo de laparostomía se encuentran bien establecidos, pero su conocimiento y uso no están del todo generalizados.

Hemos creído que es el momento idóneo para reunir en una monografía el estado actual de los conocimientos sobre la prevención y el tratamiento de las situaciones clínicas que pueden comportar un síndrome compartimental abdominal y la utilización de técnicas de abdomen abierto. Para ello, contamos con autores expertos en cada uno de los distintos temas recogidos en la monografía, que hacen referencia a la hipertensión y el síndrome compartimental abdominal, sus distintas causas, la importancia de la nutrición y la hemostasia, y las indicaciones y técnicas de abdomen abierto.

Esperamos que sea de interés para los médicos y cirujanos que ya aplican estas técnicas, y que resulte útil a aquellos que todavía no tienen una amplia experiencia con ellas.

MANUEL TRIAS
Director del Servicio de Cirugía General y Digestiva
Hospital de la Santa Creu i Sant Pau
Catedrático de Cirugía
Universitat Autònoma de Barcelona
Barcelona

FERRAN CABALLERO
Jefe de Sección de Cirugía de Urgencias
Servicio de Cirugía General y Digestiva
Director del Programa de Politraumáticos
Hospital de la Santa Creu i Sant Pau
Universitat Autònoma de Barcelona
Barcelona

RODRIGO MEDRANO
Sección de Cirugía de Urgencias
Servicio de Cirugía General y Digestiva
Hospital de la Santa Creu i Sant Pau
Universitat Autònoma de Barcelona
Barcelona

Abdomen abierto y síndrome de hipertensión abdominal

Capítulo 1

Hipertensión intraabdominal. Síndrome compartimental abdominal

S. Navarro Soto

Departamento de Cirugía
Hospital Universitari Parc Taulí
Universitat Autònoma de Barcelona
Sabadell (Barcelona)

Correspondencia:
Dr. Salvador Navarro Soto
snavarro@tauli.cat

Sinopsis

La hipertensión intraabdominal (HIA) y el síndrome compartimental abdominal (SCA) fueron descritos a finales del siglo xix, pero no ha sido hasta los últimos quince años cuando se han valorado clínicamente y se han reconocido sus deletéreas consecuencias. La HIA y el SCA son conceptos de suma importancia para la práctica de la cirugía, sobre todo en los pacientes en situación crítica.

1 Introducción

Clásicamente los síndromes compartimentales se han descrito en los miembros, como consecuencia de fracturas, síndrome de aplastamiento o fenómenos de isquemia-reperfusión.

El tratamiento de estos síndromes es urgente y requiere la descompresión del miembro afecto. En la actualidad, el reconocimiento de que en el abdomen puede producirse un síndrome compartimental, con graves repercusiones tanto locales como sistémicas, está suscitando un gran interés.

Muchas situaciones clínicas se acompañan de un aumento de la presión intraabdominal (PIA), entre ellas el traumatismo abdominal, la distensión de asas intestinales secundaria a íleo mecánico o paralítico, y los procesos sépticos abdominales con o sin formación de abscesos.[1] Inicialmente la hipertensión intraabdominal (HIA) y el síndrome compartimental abdominal (SCA) fueron casi exclusivamente reconocidos clínicamente y tratados en la cirugía traumatológica; sin embargo, actualmente han sobrepasado este terreno y se sabe que otras situaciones clínicas, en especial aquellas de suma gravedad en el paciente quirúrgico en situación crítica, como las hemorragias masivas, la cirugía por pancreatitis aguda grave o las peritonitis postoperatorias, pueden cursar con un aumento de la PIA que, de no ser reconocido y tratado a tiempo, desembocará en un SCA, a menudo acompañado de fallo multiorgánico y alta probabilidad de muerte.[2]

2   Definiciones

- Presión abdominal (PIA): es la presión existente dentro de la cavidad abdominal en un individuo respirando de manera espontánea. Es igual a la presión atmosférica o incluso subatmosférica (presión negativa). En los pacientes en situación crítica, la PIA puede alcanzar los 5 a 7 mmHg.[3]

- Hipertensión intraabdominal (HIA): se define como una PIA ≥ 12 mmHg registrada al menos en tres ocasiones con intervalos de 4 a 6 horas.[3]

- Síndrome compartimental abdominal (SCA): PIA ≥ 20 mmHg registrada al menos en tres ocasiones con intervalos de 4 a 6 horas, junto con fracaso de un órgano o más de uno que previamente funcionaban de modo correcto.[3]

3　Causas y tipos de hipertensión intraabdominal

Muchas situaciones clínicas se acompañan de un aumento de la PIA (véase la tabla 1), entre ellas y de instauración aguda, cursando frecuentemente con valores altos de PIA ($\geq 20\,$mmHg). Destacamos a nivel intraperitoneal el traumatismo abdominal, el hemoperitoneo y la colo-

Tipos	Causas de hipertensión intraabdominal
Aguda	*Intraperitoneales* – Traumatismo abdominal – Hemoperitoneo – Taponamiento hemostático *Retroperitoneales* – Rotura de aneurisma aórtico – Traumatismo pélvico *Extrínsecas* – Cierre de laparotomía a tensión – Resucitación masiva con líquidos (5 l coloides/cristaloides en 24 h)* – Grandes quemados
Subaguda	*Intraperitoneales* – Íleo mecánico, paralítico – Procesos sépticos abdominales *Retroperitoneal* – Pancreatitis aguda
Crónica	Obesidad mórbida Ascitis Tumoraciones abdominales

* La resucitación masiva con líquidos también puede ser causa de HIA subaguda.

Tabla 1. Factores etiológicos y tipos de hipertensión intraabdominal.

cación de taponamientos hemostáticos *(packing)*; en el retroperitoneo, la hemorragia retroperitoneal (rotura de aneurismas aórticos, traumatismo pélvico); y en la pared abdominal, el cierre de laparotomías a tensión como consecuencia, por ejemplo, de la reparación de grandes hernias incisionales. Aquí los aumentos de PIA se producen de forma drástica en horas o minutos, y pueden desencadenar rápidamente un SCA.

Se reconoce la HIA subaguda, que suele cursar con valores moderados de PIA (≥ 12 mmHg). Entre sus causas se encuentran la distensión de asas intestinales secundaria a íleo mecánico o paralítico, los procesos sépticos intraabdominales con o sin formación de abscesos, y la pancreatitis aguda; en estos casos los aumentos de presión se producen de manera solapada, pero continua, a lo largo de días, y llevan al paciente de un modo progresivo al desarrollo de un SCA y fallo multiorgánico.

Entre las situaciones clínicas que pueden producir HIA crónica se reconocen, entre otras, la obesidad mórbida, la ascitis y la presencia de grandes tumoraciones abdominales. En estos casos, los aumentos de presión ocurren de manera progresiva y permiten el acomodo de la cavidad abdominal a presiones más altas, sin producir inicialmente las graves alteraciones fisiopatológicas que aparecen ante los aumentos bruscos de presión (traumatismo) o de menos intensidad pero continuos (peritonitis).[4]

La comorbilidad previa de los pacientes, como insuficiencia renal crónica, cardiopatía, obesidad, etc., desempeña un importante papel al agravar los efectos de la PIA alta, pues puede llevar al desarrollo de un SCA antes que en otros pacientes libres de enfermedades de base.[5]

4 Factores predisponentes al desarrollo de hipertensión intraabdominal

Se han descrito diversos factores predisponentes (véase la tabla 2) para el desarrollo de HIA:[6,7] *shock* séptico, acidosis metabólica, coagulopatía, politransfusión, hipotermia, resucitación masiva con líquidos... También se ha evidenciado que en el 52 % de los pacientes que desarrollan HIA y SCA están presentes más de uno de estos factores. De forma general, en los pacientes graves, la HIA que puede desembocar en un SCA es con frecuencia de origen multifactorial: *shock* con fenómenos de isquemia-reperfusión, liberación de sustancias vasoactivas y de radicales libres de oxígeno, o masiva resucitación con líquidos que conllevará un aumento del volumen extracelular y por tanto un mayor volumen intraperitoneal visceral y retroperitoneal, que provocará HIA. Asimismo, la distensibilidad pulmonar se verá alterada por la disfunción respiratoria aguda, que requerirá ventilación con presiones positivas y presiones espiratorias finales altas, exacerbando la PIA, ya elevada, al aumentar la presión intratorácica y transmitirla a la cavidad abdominal.

El aumento del líquido extracelular provocará edema de la pared abdominal, lo cual reducirá la distensibilidad de ésta y aumentará la PIA.

- Sepsis (American-European Consensus Conference)
- Bacteriemia (cultivo positivo)
- *Shock* séptico
- Acidosis metabólica
- Coagulopatía
- Politransfusión (> 10 U/24 h)
- Hipotermia
- Disfunción hepática (cirrosis compensada o no compensada)
- Ventilación mecánica
- Uso de presión positiva al final de la espiración (PEEP)
- Neumonía

Tabla 2. Factores predisponentes para el desarrollo de hipertensión intraabdominal.

En los pacientes en situación crítica todos estos factores se combinan y producen o agravan un fallo multiorgánico, que puede perpetuarse por los progresivos aumentos de la PIA[6,7] y sus consecuencias.

5   Métodos de medida de la presión intraabdominal

La PIA puede medirse de forma directa o indirecta. Los métodos de registro directo se han utilizado sobre todo en estudios experimentales y consisten en catéteres intraperitoneales conectados a transductores de presión. Puesto que el registro directo no está exento de posibles complicaciones, en clínica se emplean los métodos indirectos, que incluyen el registro de la PIA intragástrica, en la vena cava inferior e intravesical.[8]

Kron *et al.*[8] fueron los primeros en describir el registro de la PIA mediante la colocación de una sonda de Foley en la vejiga. Esta técnica ha sido validada en estudios experimentales que han demostrado una estrecha correlación entre la PIA registrada directamente en el interior del peritoneo y la determinada en la vejiga. Por el alto grado de correlación, y la facilidad y simplicidad de la técnica de registro, se la considera como la técnica de elección para la determinación de la PIA.[6]

La correcta medición de la PIA ha de cumplir una serie de requisitos:[9]

- Debe expresarse en mmHg.
- Debe medirse al final de la espiración.
- El paciente tiene que estar en decúbito supino.
- El 0 se determina a nivel de la cresta ilíaca/línea axilar media.
- Antes de medirla deben instilarse 25 ml de solución salina fisiológica.
- La medición debe realizarse entre 30 y 60 segundos después de la instilación de solución salina fisiológica, para permitir que se relaje el músculo detrusor de la vejiga.
- Debe registrarse en ausencia de contracciones abdominales.

6　Fisiopatología de la hipertensión intraabdominal

La HIA afecta a un gran número de órganos y sistemas situados dentro y fuera de la cavidad abdominal. Citando a Sugerman *et al.*,[1] «los efectos del incremento de la presión abdominal abarcan desde la cabeza hasta la punta de los dedos de los pies, y afectan a cualquier órgano situado entre ellos».

Como afectación cardiovascular,[1,2,7,10] los aumentos de la PIA producen una disminución de la precarga (disminución del retorno venoso), un aumento de la poscarga (resistencias vasculares periféricas altas) y una disminución de la contractilidad (compresión cardíaca). Por otra parte, ambos hemidiafragmas están elevados, con lo cual se reducen el volumen torácico y la distensibilidad pulmonar. La presión «pico» de la vía aérea es mayor cuanto mayor sea la PIA, y por tanto será preciso un aumento de la presión ventilatoria para alcanzar un mismo volumen corriente. Además, el rápido aumento de la PIA reduce la capacidad pulmonar, la capacidad funcional residual y el volumen residual. Todo esto, añadido al aumento de las resistencias vasculares pulmonares, da lugar a alteraciones de la relación ventilación-perfusión, y como resultado hipoxia e hipercapnia.

La disfunción renal[1,2,7,10] está causada por la compresión de la vena renal y de las arteriolas corticales, así como por la compresión directa del parénquima renal, que condiciona un aumento de la resistencia vascular renal y una reducción del flujo sanguíneo. Por otra parte, los cambios hemodinámicos y renales que acompañan a las PIA elevadas producen la liberación de hormona antidiurética, renina y aldosterona, las cuales aumentarán las resistencias vasculares renales y producirán retención de sodio y agua.

El flujo de la arteria mesentérica,[1,2,7,10,11] el flujo arterial hepático, la microcirculación hepática, el flujo portal y el flujo de la mucosa intestinal disminuyen en relación directamente proporcional a la elevación de la PIA. La disminución de la perfusión intestinal, al aumentar la PIA, lleva a un descenso de la presión tisular de oxígeno, el inicio del metabolismo celular anaeróbico, acidosis, la producción de radicales libres de oxígeno y fracaso de la pared intestinal como barrera (translocación bacteriana); todos ellos mecanismos involucrados en la génesis del fallo multiorgánico.

La HIA reduce, por compresión directa, el flujo hacia la pared abdominal,[2,7,11] produciendo isquemia y edema en ella. A su vez, esto contribuirá a disminuir la distensibilidad de la pared, con lo cual aumentará la PIA. La isquemia de la pared abdominal puede contribuir a las complicaciones infecciosas y no infecciosas (evisceración) de las heridas quirúrgicas, con frecuencia observadas en los pacientes que sufren HIA.

Se han descrito presiones intracraneales altas y reducción de la perfusión cerebral asociadas a aumentos de la PIA.[12]

7 Prevalencia de la hipertensión intraabdominal

En un estudio multicéntrico[13] que incluyó 257 pacientes ingresados en distintas unidades de cuidados intensivos, definiendo la HIA como una PIA ≥ 12 mmHg, se observó que la prevalencia de HIA fue del 49,2 % en los pacientes médicos, del 50 % en los pacientes quirúrgicos electivos, del 74,4 % en los pacientes quirúrgicos urgentes y del 40,9 % en los pacientes con traumatismos. En resumen, podemos concluir que la HIA puede aparecer en aproximadamente el 50 % de los pacientes ingresados en una unidad de cuidados intensivos (UCI).

En un estudio multicéntrico (datos no publicados) realizado en España se observó que la prevalencia de HIA en los pacientes quirúrgicos ingresados en la UCI, definida como una PIA ≥ 12 mmHg, fue del 42 %.

Estudios multicéntricos más recientes indican que un 32 % de los pacientes graves, médicos o quirúrgicos, ingresados en la UCI presentan cifras de PIA compatibles con HIA, y que un 4 % de los pacientes desarrollan un SCA.[14]

8   ¿En qué pacientes debemos medir la PIA?

Todos aquellos pacientes que presenten causas de HIA (véase la tabla 1), o dos o más de los factores predisponentes para su desarrollo, deben ser monitorizados y registrar su PIA.[7]

Es importante considerar que la prevalencia de HIA en los pacientes que presentan fallo multiorgánico (una importante causa de muerte en los pacientes en situación crítica) sugiere que ésta es un factor independiente en su desarrollo; de ahí la importancia de su reconocimiento y posterior tratamiento.

9   Tratamiento de los pacientes con hipertensión intraabdominal y síndrome compartimental abdominal

Anteriormente se recomendaban valores de PIA superiores a 20 o 25 mmHg para indicar la cirugía descompresiva, pero el nuevo concepto de SCA (PIA $\geq$ 20 mmHg más fallo de un órgano o más de uno con función previa normal)[3] y la evidencia de que valores de PIA mantenidos por encima de 10 mmHg repercuten negativamente sobre las funciones de todo el organismo y pueden desencadenar un fallo multiorgánico,[15] han hecho replantear la cuestión.

HIA y SCA no son lo mismo, pero son diferentes estadios de un mismo proceso. Aceptamos la existencia de un SCA como síndrome florido, hiperagudo, tras un traumatismo abdominal. Sin embargo, también hemos de reconocer otra forma de SCA, como es el caso de los procesos sépticos de origen abdominal, que solapadamente y con menor aumento de la presión a lo largo de días llevan al paciente, de igual forma, al fallo multiorgánico irreversible.

Actualmente se acepta que en aquellos pacientes que presenten HIA (PIA $\geq$ 12 mmHg) debe iniciarse el tratamiento médico para intentar reducir su PIA.[3] Este tratamiento consiste en:

- Mejorar la distensibilidad de la pared abdominal, mediante sedación y analgesia correctas, para reducir el tono muscular y disminuir la PIA.[16] Sin embargo, no existen trabajos prospectivos que hayan podido evaluar los riesgos y beneficios de la sedación y la analgesia como tratamientos de la HIA y el SCA. Se ha sugerido el bloqueo neuromuscular[16-18] como un método efectivo para disminuir la PIA, pero sólo parece ser útil en los pacientes con valores moderados de PIA y no es capaz de disminuirla cuando los pacientes alcanzan valores ≥ 12 mmHg ni en aquellos que progresan hacia un SCA.[19] Se sabe que la elevación de la cabecera de la cama aumenta la PIA en comparación con el decúbito supino, y se observa un aumento de 2 mmHg cuando la posición de la cabecera de la cama supera los 20°, hecho común en la mayoría de las UCI. La posición en supino prono para el tratamiento de los pacientes con lesión pulmonar aguda también eleva los valores de la PIA.[20] Son necesarios estudios para evaluar el efecto clínico de estos aumentos de presión; por el momento, conocer su posible contribución a los aumentos de la PIA es suficiente.[3]

- Eliminación del contenido intraluminal. El íleo paralítico que acompaña a los cuadros de peritonitis, los traumatismos abdominales graves y la resucitación masiva con líquidos se han identificado como factores de riesgo independientes para el desarrollo de HIA y SCA.[16] La colocación de sondas nasogástricas, los enemas e incluso la descompresión endoscópica pueden ser útiles para disminuir la PIA; sin embargo, de nuevo, estos métodos parecen ser sólo válidos para tratar pacientes con valores de PIA moderados. También debe considerase el uso de agentes procinéticos para intentar evacuar el contenido intraluminal intestinal, pero cabe señalar que no existen trabajos prospectivos que evalúen los riesgos y los beneficios de su utilización.

- Punción percutánea de líquido intraabdominal. La descompresión mediante punción percutánea de líquido libre abdominal debe considerarse en los pacientes con abscesos, ascitis o sangre que desarrollen HIA o SCA, siempre y cuando no sean tributarios de cirugía.[21,22]

- Corrección del balance de líquidos. La reanimación con un exceso de líquidos (5 l de coloides o cristaloides en 24 h) se ha revelado como un factor independiente de riesgo de desarrollo de HIA y SCA. Parece claro que en los pacientes con factores etiológicos y predisponentes de HIA y SCA la resucitación con líquidos debería ser controlada de manera estricta, y en cuanto sea posible utilizar fármacos vasoactivos.[23] La administración de diuréticos combinados con coloides, una vez estabilizado hemodinámicamente el paciente, con el fin de disminuir el tercer espacio que presentan estos enfermos, puede ser útil para tratar la HIA y el SCA. Asimismo, debe considerarse la hemofiltración y la ultrafiltración en aquellos casos de HIA que desarrollan oliguria o anuria a pesar de una resucitación correcta.[24]

Las guías para el tratamiento de la HIA y el SCA[3,23,25] han considerado tres tipos de SCA. El SCA primario se considera asociado a lesiones abdomino-pélvicas y con frecuencia requiere una rápida descompresión quirúrgica y en ocasiones radiológica (descompresión percutánea).[21] Son ejemplos de este tipo de SCA el traumatismo abdominal cerrado o penetrante, la hemorragia retroperitoneal (ya sea por fractura pélvica o por rotura de un aneurisma de aorta) y todas las técnicas quirúrgicas empleadas como parte de la cirugía de control de daños. El SCA secundario se considera asociado a condiciones que no se originan directamente en el abdomen ni el retroperitoneo, como la resucitación masiva con líquidos, la sepsis y las grandes quemaduras que requieren una abundante cantidad de fluidos para su tratamiento (sobre todo las de la pared abdominal, en las cuales la administración de fluidos se suma a la disminución de la distensibilidad abdominal por la propia cicatriz). Por último, se reconoce un SCA recurrente tras el tratamiento quirúrgico o médico de un SCA primario o secundario. En general, el tratamiento del SCA secundario y recurrente debe ser inicialmente médico, igual al descrito para la HIA; sólo si el paciente tiene una PIA ≥ 25 mmHg se precisará una revisión quirúrgica de la intervención descompresiva previa en caso de SCA recurrente, o realizar cirugía descompresiva si se trata de un paciente con SCA secundario ya tratado médicamente.[9,25]

La descompresión quirúrgica consiste en la técnica conocida como «abdomen abierto» (cierre abdominal temporal), empleando alguno de los métodos descritos para proteger el intestino, evitando la excesiva pérdida de fluidos y el riesgo de aparición de fístulas intestinales.[26]

Bibliografía

1. Sugermann HJ, Bloomfield GL, Saggi BW. Multisystem organ failure secondary to increased intrabdominal pressure. Infection. 1999; 27: 61-6.

2. Witmann DH, Iskander GA. The compartment syndrome of the abdominal cavity: a state of the art review. J Intensive Care Med. 2000; 15: 201-20.

3. Malbrain M, Cheatham M, Kirkpatrick A, *et al*. Results from the international conference of experts on intra-abdominal hypertension and abdominal compartment syndrome. I. Definitions. Intensive Care Med. 2006; 32: 1722-32.

4. Navarro S, Rebasa P, Vázquez A, *et al*. Hipertensión abdominal y cirugía descompresiva. Experiencia clínica. Cir Esp. 2007; 82: 117-21.

5. Malbrain ML. Abdominal perfusion pressure as a prognostic marker in intra-abdominal hypertension. En: Vincent JL, editor. Yearbook of intensive care and emergency medicine. Berlín: Springer-Verlag; 2001. p. 792-814.

6. World Congress Abdominal Compartment Syndrome. WCACS. Abstract Book. Noosa-Queensland, Australia; 2004.

7. Malbrain ML, De Laet I, De Waele J. IAH/ACS: the rationale for surveillance. World J Surg. 2009; 33: 1110-5.

8. Kron IL, Harman P, Nolan SP. The measurement of intra-abdominal pressure as a criterion for ab-

dominal re-exploration. Ann Surg. 1984; 199: 28-30.

9. World Society of the Abdominal Compartment Syndrome (WSACS). 2008; 1 (2): 1-10.

10. Saggi BH, Sugerman HJ, Ivatury RR, *et al.* Abdominal compartment syndrome. J Trauma. 1998; 45: 597-609.

11. Moore AF, Hargest R, Martin M, *et al.* Intra-abdominal hipertension and the abdominal compartment syndrome. Br J Surg. 2004; 91: 1102.

12. Deeren DH, Dits H, Malbrain ML. Correlation between intra-abdomional and intracranial pressure in nontraumatic brain injury. Intensive Care Med. 2005; 31: 1577-81.

13. Malbrain ML, for the CIAH study group. Incidence of intra-abdominal hypertension in the ICU and its relation with fluid balance, organ failure and 28 day mortality. Intensive Care Med. 2001; 27 (Suppl 2): S176 (Abstr.).

14. Malbrain ML, Chiumello D, Pelosi P, *et al.* Incidence and prognosis of intrabdominal hypertension in a mixed population of critically ill patients: a multiple center epidemiological study. Crit Care Med. 2005; 33: 315-22.

15. Diebel L, Saxe J, Dulchavsky S. Effect of intra-abdominal pressure on abdominal wall blood flow. Am Surg. 1992; 58: 573-5.

16. Parr MJ, Olvera CI. Medical management of abdominal compartment syndrome. En: Ivatury RR, Cheatman ML, Malbrain ML, et al., editores. Abdominal compartment syndrome. Georgetown: Landes Biomedical; 2006. p. 232-9.

17. De Waele J, Dealaet I, Hoste E, *et al.* The effect of neuromuscular blockers on intrabdominal pressure. Crit Care Med. 2006; 34: A70.

18. Mertens zur Borg IR, Verbrugge SJ, Kolkman KA. Anesthetic considerations in abdominal compartment syndrome. En: Ivatury RR, Cheatman ML, Malbrain ML, et al., editores. Abdominal compartment syndrome. Georgetown: Landes Biomedical; 2006. p. 254-65.

19. Mayberry JC. Prevention of abdominal compartment syndrome. En: Ivatury RR, Cheatman ML, Malbrain ML, et al., editores. Abdominal compartment syndrome. Georgetown: Landes Biomedical; 2006. p. 435-46.

20. Hering R, Wrigge H, Vorwerk R, *et al.* The effects of prone positioning on intrabdominal pressure and cardiovascular and renal function in patients with acute lung injury. Anesth Analg. 2001; 92: 1226-31.

21. Cheatham M, Safcsak K. Percutaneous catheter decompression in the treatment of elevated intraabdominal pressure. Chest. 2011; 140: 1428-35.

22. Dries D. Abdominal compartment syndrome: toward less-in-

vasive management. Chest. 2011; 140: 1396-8.

23. Malbrain ML, Cheatham ML, Kirkpatrick A, *et al*. Results from the Internacional Conference of Experts on Intra-andominal Compartment Síndrome. II. Recommendations. Intensive Care Med. 2007; 33: 951-62.

24. Kula R, Sturz P, Sklienka P, *et al*. A role for negative fluid balance in septic patients with abdominal compartment syndrome? Intensive Care Med. 2004; 30: 2138-9.

25. Kirkpatrick AW, Roberts DJ, De Waele J, *et al*. Intra-abdominal hypertension and the abdominal compartment syndrome: updated consensus definitions and clinical practice guidelines from the World Society of the Abdominal Compartment Syndrome. Intensive Care Med. 2013; 39: 1190-206.

26. Regner JL, Kobayasi L, Coimbra R. Surgical strategies for management of the open abdomen. World J Surg. 2012; 36: 497-10.

Capítulo 2

Control de daños en los politraumatismos

F.J. Turégano Fuentes, D. Pérez Díaz, C. Rey Valcarce

Servicio de Cirugía General y Digestiva 2, y Cirugía de Urgencias
Hospital General Universitario Gregorio Marañón
Universidad Complutense
Madrid

Correspondencia:
Dr. Fernando J. Turégano Fuentes
Fturegano.hgugm@salud.madrid.org

Sinopsis

En las dos últimas décadas, el abordaje del control de daños
con cierre abdominal temporal ha conseguido salvar muchas
vidas que sin duda se habrían perdido con un manejo quirúrgico convencional. Aunque la gran mayoría de los pacientes
con traumatismos no va a precisar un control de daños, el concepto se ha extendido hoy día a todas las especialidades quirúrgicas, tanto en el medio civil como en el militar. Este concepto quirúrgico va íntimamente ligado al de reanimación de
control de daños, que incluye el uso más precoz de sangre y
hemoderivados dentro de protocolos de transfusión masiva,
la hipotensión permisiva y la restricción del volumen de cristaloides. El control de daños quirúrgico es muy infrecuente
en nuestro medio, debido en parte a la poca incidencia de
traumatismos penetrante graves, y a la falta de concentración de estos pacientes en centros especialmente designados y
acreditados. Ello hace que una mayoría de cirujanos no sien-

> ta la necesidad de formarse en estas técnicas, pues las va a emplear en muy pocas ocasiones en su vida profesional. El control de daños debe tener unas indicaciones claras, y existen parámetros objetivos para su uso apropiado. Sin embargo, son necesarios más estudios para una mejor identificación de los candidatos a este tratamiento, así como un refinamiento de las técnicas que nos ayuden a conseguir supervivientes funcionales con el menor número de complicaciones.

1   Origen y desarrollo del concepto de control de daños

El término «control de daños» fue empleado por primera vez por la *US Navy* en referencia a la capacidad de un barco de absorber el daño manteniendo la integridad de su misión.[1] El concepto es trasladado a la clínica quirúrgica y popularizado en 1983 por Stone *et al.*[2] Estos autores describen el taponamiento *(packing)* temporal de cavidades y del hígado para controlar determinadas hemorragias incoercibles secundarias a coagulopatía, con cierre precoz de la laparotomía; después retiran el taponamiento y realizan la reparación definitiva de las lesiones una vez restablecidos los parámetros de coagulación normales.

Posteriormente, un grupo en Houston describe una serie de 200 pacientes con traumatismos graves en los que emplean la técnica de laparotomía abreviada e identifican la «tríada letal».[3] Como término quirúrgico, el control de daños se describe por primera vez en Filadelfia en el manejo del traumatismo abdominal penetrante con sangrado masivo.[4] Estos autores realizan un estudio retrospectivo de 46 pacientes con traumatismo abdominal penetrante y lesiones vasculares mayores asociadas a lesiones viscerales, que recibieron más de 10 unidades de sangre. Refieren una supervivencia del 77 % en los sometidos a laparotomía de control de daños, frente al 11 % en los tratados con laparotomía definitiva.[4]

El concepto implica básicamente que los pacientes con traumatismos graves tienen más riesgo de morir por la duración y la intensidad de las perturbaciones fisiológicas ligadas al traumatismo que por una falta de reparación completa inmediata de las lesiones, y coloca a la intervención inicial como un auténtico gesto de reanimación. Requiere, pues, el empleo de técnicas temporales rápidas de control de la hemorragia y la contaminación en todos aquellos casos en que la magnitud de la lesión visceral hace que la reparación definitiva exceda los límites fisiológicos del paciente. En realidad, se trata de una definición simple de un dilema operatorio en ocasiones muy complejo. Puede ser aplicado en cualquier quirófano y por cualquier cirujano general, y es ideal para hospitales pequeños con poca experiencia en estas lesiones complejas, o con pocos recursos. Durante la década de 1990, y con motivo de una auténtica epidemia de violencia urbana con heridas por arma de fuego, varios centros en EEUU empiezan a utilizar este control de daños con laparotomía abreviada, específicamente para pacientes con heridas por arma de fuego y sangrado masivo.[5] Así, una revisión del año 2000 encuentra ya más de 1.000 pacientes intervenidos con control de daños, aproximadamente un 5 % de las laparotomías por traumatismos, con una mortalidad global del 50 % y una morbilidad del 40 %.[1] Su uso se incrementa, y el grupo de Houston lo emplea en el 30 % de los 925 pacientes intervenidos entre 2004 y 2008.[6,7]

2 Justificación fisiopatológica del control de daños quirúrgico: la tríada letal

2.1 Acidosis

Hace ya dos décadas que se demostró que la tasa de depuración del lactato es un factor pronóstico de la supervivencia en los pacientes con traumatismos graves, y que el grado de acidosis, reconocido como déficit de base, es un factor predictivo preciso del volumen total de reanimación, la presencia de lesión abdominal importante y los resultados.[8] La acidosis del *shock* hipovolémico contribuye al sangrado por coagulopatía, lo que empeora el estado de *shock*. Su corrección requiere no sólo el control de la hemorragia sino también la optimización del aporte de oxígeno mediante transfusiones y aumento del gasto cardíaco.

2.2 Hipotermia

Se ha publicado que cerca del 50 % de los laparotomizados por traumatismos salen del quirófano con hipotermia, y en la actualidad se considera que uno de los beneficios primarios de la laparotomía abreviada es la prevención de la pérdida ulterior de calor. Ni la coagulopatía ni la acidosis pueden normalizarse hasta corregir la hipotermia. Esta hipotermia produce disfunción plaquetaria y trastornos de la cascada de la coagulación. Se considera clínicamente significativa cuando es $< 35\,^{\circ}C$, y una temperatura $< 34\,^{\circ}C$ se ha asociado con la necesidad de taponamiento precoz. Los pacientes con hipotermia requieren más fluidos, transfusiones, inotrópicos y vasopresores, resultantes de mayor disfunción de órganos, mortalidad y estancias prolongadas en la unidad de cuidados intensivos (UCI). La hipotermia *per se* puede no ser la causa, pero refleja la magnitud de la lesión original y del estado de *shock* asociado.

2.3 Coagulopatía

La causa es multifactorial, aunque predominan la trombocitopenia y la dilución de las proteínas de la coagulación. La dilución de factores y plaquetas por la administración de fluidos, la disminución del calcio total e iónico, la hipotermia, la gravedad lesiva, el *shock* y la acidosis metabólica pueden contribuir a la disfunción de los mecanismos de la hemostasia. La hipotermia inhibe reacciones enzimáticas de las cascadas de la coagulación intrínseca y extrínseca, evidenciado por la prolongación de los tiempos de coagulación, incluso con factores de coagulación normales. Una actividad fibrinolítica aumentada contribuye a esta coagulopatía. La hiperfibrinólisis en condiciones hipotérmicas se ha atribuido a la estimulación por catecolaminas intrínsecas. Una lesión encefálica asociada grave puede producir fibrinólisis primaria (las reservas titulares más altas de plasminógeno se encuentran en el encéfalo) en los pacientes con traumatismos, y esto suele ser un suceso preterminal. La necrosis tisular isquémica puede producir también coagulación intravascular diseminada cuando han tenido que ligarse troncos arteriales principales. La causa más importante de coagulopatía persistente, *shock* y necesidades mantenidas de sangre es la hemorragia quirúrgica.

En resumen, a medida que aumenta el estado de *shock* en el paciente con traumatismo y hemorragia importante, la acidosis y la hipotermia conducen a una mayor disfunción celular, lo que aumenta el sangrado difuso por coagulopatía en un círculo de autoperpetuación que deriva en un *shock* irreversible.

3   Reanimación de control de daños

El concepto de reanimación hemostática o de control de daños se introduce en el medio militar a partir de 2005, y se define como el uso precoz e intensivo de sangre completa y componentes para corregir la coagulopatía.[9-12] La reposición de la volemia se hace básicamente con plasma fresco congelado, en una proporción de al menos 1:1:1 con concentrados de hematíes (CH) y plaquetas. Asimismo, se limita el volumen de fluidos de reanimación para mantener una presión arterial sistólica de aproximadamente 90 mmHg, evitando así el resangrado desde vasos que han coagulado.[12] Esta hipotensión permisiva con restricción de fluidos en la reanimación de control de daños ha demostrado recientemente un aumento claro de la supervivencia en los pacientes con traumatismos penetrantes del torso en el medio civil,[13] aunque parece que debería evitarse en determinados grupos de pacientes, como los ancianos en tratamiento con betabloqueantes e hipertensos, los casos de traumatismo craneoencefálico, las mujeres embarazadas, y cuando los tiempos de evacuación son prolongados.[14]

Medidas adicionales a esta reanimación de control de daños incluyen el empleo de fármacos hemostáticos, como el ácido tranexámico.[15,16]

4   Fases del control de daños

Actualmente se considera que el control de daños tiene cinco etapas o fases: selección de los pacientes, cirugía de reanimación abreviada, restablecimiento de la fisiología, relaparotomía y reconstrucción de la pared abdominal.

4.1   Primera fase: selección de los pacientes

La gran mayoría de los pacientes con traumatismos no necesita una reanimación de control de daños con laparotomía abreviada y cierre temporal; es necesaria una selección cuidadosa y su implementación en el momento adecuado.[17,18] Esta selección puede y debe empezar en el servicio de urgencias, y se han propuesto diversas escalas e indicadores clínicos precoces para predecir la necesidad de reanimación de control de daños[10,18-20] (véase la tabla 1). Algunos autores hablan incluso de una fase más precoz, a la que denominan *damage control ground zero,* que ocurre en la fase prehospitalaria. Hacen énfasis en que los tiempos en la escena sean inferiores a diez minutos *(scoop-and-run),* con el beneficio de que los pacientes estén menos hipotérmicos, y en el reconocimiento y la decisión precoces de proceder con

En el medio civil	En el medio militar
Escala ABC (≥2 factores): – FC > 120 – PAS < 90 – FAST positiva – Mecanismo penetrante	Escala de McLaughlin (2 factores): – FC > 105 – PAS < 110 – pH < 7,25 – Hematócrito < 32 %
Índice de *shock* (FC/PAS) > 0.9	Lesión por explosión de IED de alta energía
	2 amputaciones proximales
	1 amputación proximal y 1 lesión penetrante del torso

ABC: evaluación del consumo de sangre; FAST: *focused abdominal sonography for trauma;* FC: frecuencia cardíaca; IED: *improvised explosive device;* PAS: presión arterial sistólica.

Tabla 1. Indicaciones de la reanimación de control de daños.[21,22]

el control de daños antes de la laparotomía inicial, comenzando con maniobras de recalentamiento.[21]

Las indicaciones principales del control de daños se han descrito en seis situaciones:

1. Incapacidad de hemostasia debido a coagulopatía.
2. Lesiones venosas mayores inaccesibles (pélvicas, suprahepáticas).
3. Procedimiento largo en un paciente con pobre respuesta a la reanimación intraoperatoria.
4. Manejo de lesiones extraabdominales con compromiso vital.
5. Necesidad de reevaluación del contenido intraabdominal.
6. Incapacidad de cerrar la fascia debido a edema visceral.

Otras variables importantes son la capacidad del cirujano para controlar la hemorragia, la gravedad de las lesiones y la presencia de

- Lesiones múltiples con compromiso vital
- pH < 7,2
- Temperatura < 34 °C
- Coagulopatía (clínica o analítica)
- Hipotensión/*shock*
- Lesión combinada de víscera hueca y vascular o de órgano sólido vascularizado
- Volumen de transfusión > 4 litros de CH o > 5 litros de CH combinado con sangre total
- Reanimación combinada con > 12 litros de cristaloides y hemoderivados
- Ausencia de experiencia clínica o de recursos para completar el procedimiento
- Necesidad de reevaluar la viabilidad
- Situaciones de múltiples víctimas y desastres

CH: concentrado de hematíes.

Tabla 2. Indicaciones de la cirugía de control de daños.[21]

lesiones asociadas (véase la tabla 2). Una reunión de consenso con revisión exhaustiva de la bibliografía no encontró recomendaciones de nivel I para el control de daños en los traumatismos, aunque sí de nivel II. La recomendación fue de nivel III para el control de daños en presencia de acidosis (pH ≤ 7,2), hipotermia (≤ 35 °C), coagulopatía clínica o transfusión masiva (≥ 10 U de CH).[22]

4.2   *Segunda fase: cirugía de reanimación abreviada*

Su objetivo debe ser el control rápido de la hemorragia y de las fuentes de contaminación (intestinal, biliar, urinaria), e incluye taponamiento intraabdominal y mantenimiento del abdomen abierto, con técnica de cobertura temporal y contención visceral, para facilitar la segunda cirugía *(second-look)* y disminuir el riesgo de síndrome compartimental abdominal (SCA). La decisión de terminar la laparotomía debe tomarse precozmente (antes de una pérdida hemática masiva: 10-15 U de CH) cuando, en opinión del cirujano, la reparación definitiva va a exceder las reservas fisiológicas del paciente o es técnicamente imposible. Algunos pacientes, fundamentalmente con traumatismo hepático o pélvico complejo, pueden necesitar un procedimiento de radiología intervencionista antes de la siguiente fase.

4.3   *Tercera fase: restablecimiento de la fisiología*

Transcurre en la UCI, con recalentamiento, corrección de la coagulopatía, optimización de los parámetros hemodinámicos y reevaluación para diagnosticar todas las lesiones.

4.4   *Cuarta fase: relaparotomía*

Es la reexploración para el tratamiento definitivo de las lesiones, que suele realizarse entre 24 y 48 horas después de la laparotomía inicial, aunque esta fase puede durar desde unos pocos días hasta semanas, con varias revisiones quirúrgicas. Los objetivos son el lavado, la resección o el desbridamiento de tejidos contaminados o desvitalizados, la reconstrucción del tracto gastrointestinal y el cierre precoz definitivo (dentro de la primera semana) de la pared abdominal, que no siempre es posible por las condiciones y la gravedad de las lesiones subyacentes, o por la persistencia de edema con una presión intraabdominal elevada. En los últimos años se han publicado diversas estrategias para facilitar un cierre primario precoz de la fascia después de una laparotomía de control de daños, a ser posible antes del séptimo día postraumatismo. Una es la del grupo de la Universidad de Louisville, que utiliza la por ellos denominada «reanimación peritoneal directa», consistente en el vertido en la cavidad abdominal de una solución hipertónica de diálisis a base de glucosa, junto con la reanimación intravenosa para el *shock* hemorrágico. Encuentran efectos muy beneficiosos en la microcirculación y una disminución del edema visceral, lo cual permite un cierre definitivo de la fascia más precoz sin afectar al volumen global de fluidos de reanimación.[23] En el mismo sentido, el grupo de Houston ha demostrado, en un estudio comparativo retrospectivo, que el uso de solución salina hipertónica al 3 % como fluido de mantenimiento facilita el cierre precoz de la fascia después de una laparotomía de control de daños.[24]

4.5　Quinta fase: reconstrucción de la pared abdominal

Si no ha sido posible un cierre precoz, existen diversas técnicas y estrategias que se detallan en el capítulo 8.

5　Consideraciones técnicas generales y específicas en el control de daños

5.1　Laparotomía inicial

5.1.1　Control del sangrado

La laparotomía de control de daños debe ser xifopubiana, excepto en presencia de fractura pélvica grave. Se procede a la retirada rápida de sangre y coágulos, con taponamiento de los cuatro cuadrantes para detectar el sitio de sangrado, con frecuencia localizado en las estructuras vasculares retroperitoneales en los casos de traumatismo penetrante, y en el hígado en los traumatismos cerrados. El sangrado pélvico masivo es menos frecuente. Debe distinguirse entre el taponamiento de reanimación y el terapéutico.[8] El primero es una medida inicial rápida para minimizar o controlar el sangrado mientras se atienden otras lesiones prioritarias. Si hay control inicial del sangrado con el taponamiento, la mano o un clamp vascular, debe darse tiempo al anestesista para la reposición de volumen, sangre y

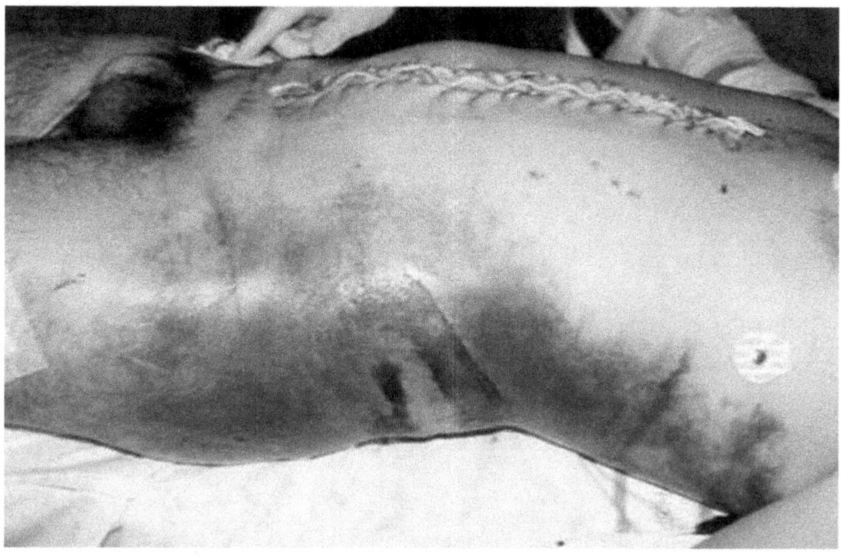

Figura 1. Paciente de nuestra serie con traumatismo cerrado por colisión en moto. Presentaba fractura de pelvis tipo C con gran inestabilidad hemodinámica y eco-FAST *(focused abdominal sonography for trauma)* positiva. La laparotomía encontró un gran hematoma retroperitoneal y lesiones asociadas intraabdominales. Se hizo taponamiento pélvico y cierre rápido para su traslado a la sala de radiología intervencionista para angioembolización.

componentes. Si no hay una fuente evidente de sangrado se buscará un hematoma retroperitoneal eviscerando el intestino delgado. Esto es especialmente importante en las lesiones penetrantes. La presencia de un gran hematoma pélvico expansivo en un traumatismo cerrado puede hacer aconsejable un taponamiento pélvico intraabdominal, con cierre rápido temporal (véase la figura 1) y traslado del paciente para embolización angiográfica; lo mismo puede ser aconsejable en lesiones hepáticas de alto grado (véase la figura 2) o en lesiones musculares muy profundas. Algunos consideran indicada la angiografía antes del control de daños sólo en pacientes cuya inestabilidad hemodinámica no esté relacionada con el hemoperitoneo, como en una hemorragia pélvica arterial activa.[25] En estos casos, el control de

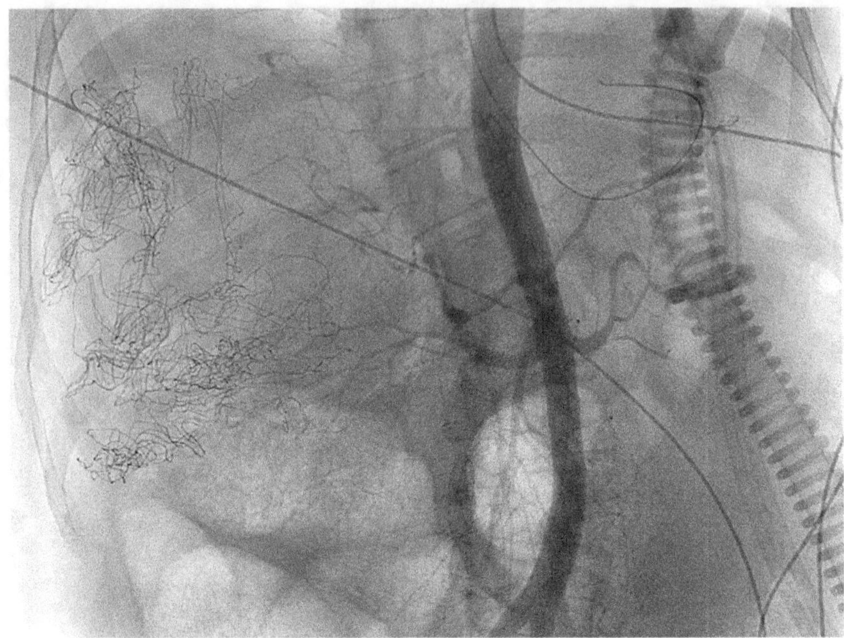

Figura 2. Angioembolización hepática postaponamiento (se observan las marcas de las compresas en el hipocondrio derecho).

daños vendrá determinado por la situación del paciente después de la angiografía. Puede ser necesaria una oclusión aórtica temporal a nivel del hiato, preferentemente sin toracotomía.

El taponamiento terapéutico proporciona un cese del sangrado cuando éste es quirúrgicamente inmanejable o se ha desarrollado coagulopatía. No debe reemplazar nunca a una ligadura o «clampaje» vascular necesarios. Se emplea fundamentalmente en el hígado, y no suele ser necesaria la interposición de plástico ni epiplón entre las vísceras y las compresas. Un 30 % de las muertes por lesiones hepáticas se deben a sangrado, y suele ser necesario el taponamiento en un 5 % de las lesiones hepáticas; en la actualidad incluso se recomienda en las lesiones de las venas suprahepáticas y de la cava retrohepática. Hay que recordar que un taponamiento excesivo en el hipocondrio derecho puede comprimir la vena cava inferior e impedir el retorno venoso. En el traumatismo penetrante hepático con sangrado profundo, la introducción en el trayecto de una sonda con balón puede ser una medida salvadora. El control precoz de la hemorragia es muy importante,[26] y sólo debe terminarse la intervención cuando haya un control claro del sangrado «quirúrgico» y únicamente quede el sangrado «médico» difuso y lento debido a hipotermia y coagulopatía. Si el sangrado es preferentemente del bazo, durante el control de daños debe realizarse una esplenectomía; a veces es necesario el taponamiento posterior de la fosa esplénica si hay coagulopatía.

En las lesiones vasculares, el taponamiento extraluminal con una sonda tipo Foley es una medida coadyuvante de gran utilidad para el control preoperatorio de la hemorragia por traumatismo vascular periférico. Es útil en sitios inaccesibles desde el punto de vista quirúrgico, como la zona III del cuello, y allí donde la presión digital directa es ineficaz, como la región supraclavicular, la axila y la ingle. La simple reparación lateral, la ligadura y la derivación temporal intraluminal son técnicas rápidas; no lo son las anastomosis termino-terminales ni los injertos. Hay que recordar que la mayoría de las arterias y venas del abdomen pueden ligarse para salvar la vida.[1,27] La ligadura de la vena porta entraña una posibilidad de supervivencia del 10 %, y produce pérdidas gigantescas hacia el tercer espacio. Las ligaduras de la aorta, la cava, la arteria mesentérica superior y la arteria ilíaca común o externa, sin embargo, a menudo producen isquemia grave fatal, y una alternativa puede ser la rápida colocación de una derivación temporal arterial o venosa mediante una simple cánula de plástico colocada entre gruesas ligaduras vasculares.[27,28] La ligadura de la arteria mesentérica superior en el tramo proximal, que es suprapancreático, es una opción válida en los pacientes con lesiones muy graves. Pueden ligarse todas las venas de los miembros con impunidad, y debe considerarse la realización de fasciotomías abiertas en los miembros inferiores. La carótida interna puede ligarse como medida salvadora, con posibilidades razonables de recuperación neurológica; para derivaciones temporales pueden emplearse las derivaciones carotídeas en T o tubos de cloruro de polivinilo (de aspiración traqueal). No suele ser necesaria la heparinización general para evitar la trombosis de estas derivaciones, debido a la presencia de coagulopatía.

La lesión renal grave en un paciente que se desangra debe tratarse con nefrectomía, sin más pruebas que la simple palpación normal del riñón contralateral (véase la figura 3). Si la situación lo permite, la administración intravenosa de azul de metileno intraoperatoria con oclusión atraumática del uréter del riñón lesionado, aunque no totalmente fiable, permite comprobar la función excretora renal contralateral. Un hematoma expansivo lateral requiere exploración para control directo. Si se expone una lesión renal y se observa

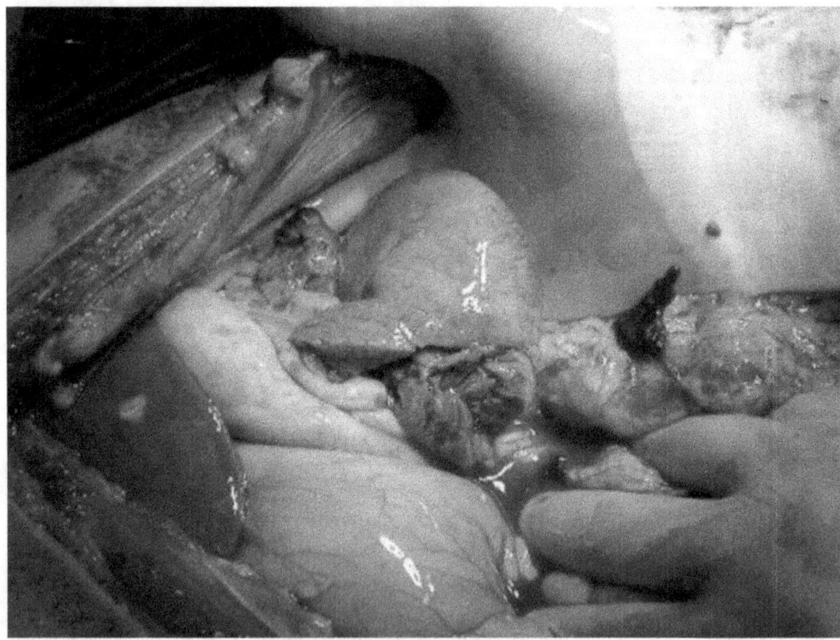

Figura 3. Otro paciente de nuestra serie con hemoperitoneo masivo por lesiones esplénica de grado V y renal izquierda de grado IV. Se hizo control de daños con esplenectomía y nefrectomía, dejando el abdomen abierto.

hemorragia renal moderada, pero la pérdida esperada de sangre y el tiempo necesario para reparar el riñón se consideran excesivos dada la situación del paciente, una alternativa racional a la nefrectomía es taponar la fosa renal con compresas, como se hace con otros órganos sólidos.[29]

Las lesiones devastadoras de pelvis y miembros suelen acompañarse de lesiones masivas de tejidos blandos y vasculares, por lo que requieren un equipo multidisciplinario. En las fracturas pélvicas «en libro abierto», la fijación externa limita el sangrado venoso y puede reducir de manera importante la mortalidad; la angioembolización es el mejor método para controlar el sangrado arterial asociado. Si no hay posibilidad de angioembolización, el taponamiento preperitoneal puede ayudar en la estabilización hemodinámica (véase la figura 4). Si se produce una disrupción de un hematoma expansivo retroperitoneal pélvico durante la cirugía de control de daños, lo mejor es realizar un taponamiento, cerrar rápidamente y hacer una angioembolización. La ligadura de la arteria hipogástrica lesionada no suele ser eficaz por la gran circulación colateral, y una lesión venosa hipogástrica profunda puede controlarse con taponamiento. Estos casos son poco frecuentes y de alta mortalidad. En las fracturas pélvicas abiertas el pronóstico es mucho peor, por la pérdida externa masiva de sangre y la morbilidad séptica tardía. En las lesiones vasculares y ortopédicas combinadas de miembros se han descrito técnicas de control de daños para sangrados profundos del muslo, con taponamiento y angiografía posterior.

El control de daños en el tórax quizás comenzó con la aplicación de la toracotomía de reanimación en el servicio de urgencias, con el fin de restaurar la fisiología de un paciente moribundo y permitirle sobrevivir hasta el procedimiento definitivo en el quirófano. Un pinzado hiliar transversal con clamp de Satinsky puede evitar la embolia de aire que acompaña a veces a las lesiones pulmonares importantes y ventilación bajo presión positiva. Si es difícil el pinzado o no tenemos un clamp, debe seccionarse el ligamento pulmonar inferior y rotar el pulmón 180° sobre sí mismo. Las resecciones en cuña con endogra-

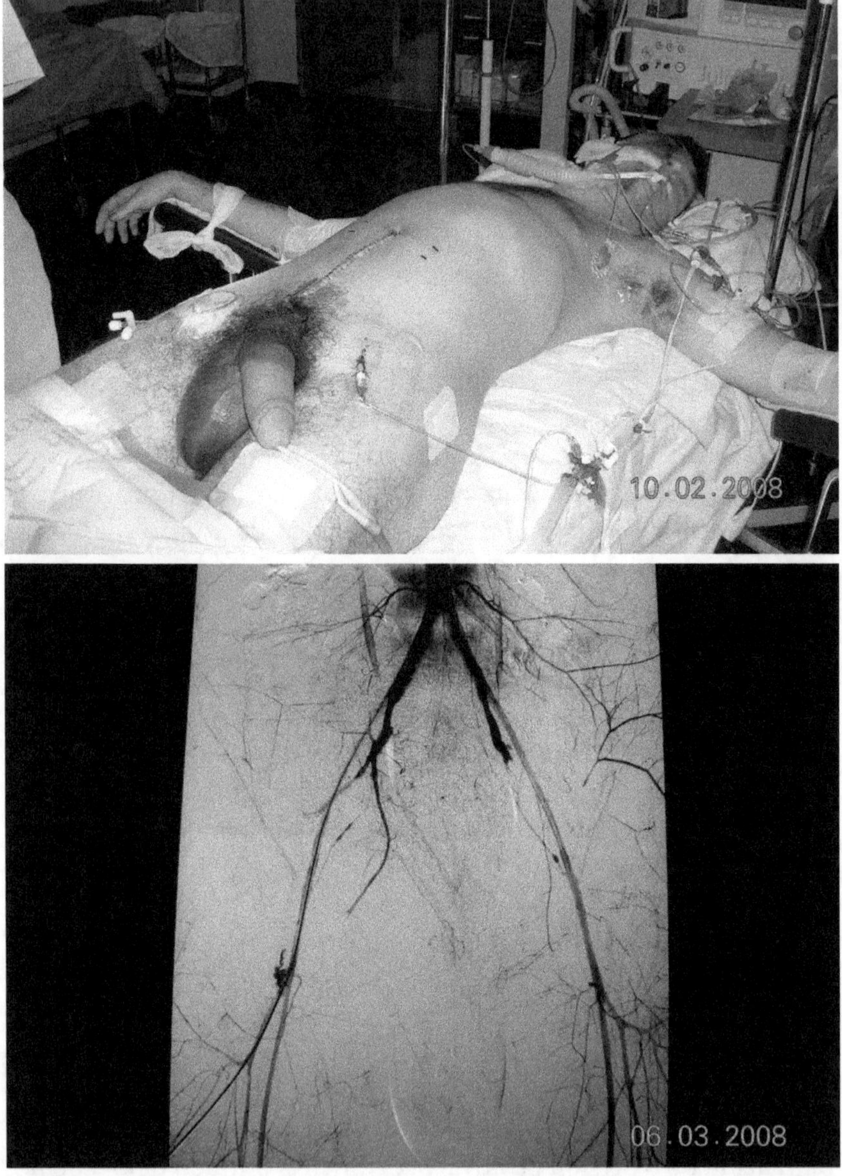

Figura 4. Taponamiento pélvico preperitoneal en paciente muy inestable en el que se hizo angioembolización posterior (se observan las marcas de las compresas).

padora pueden conseguir una hemostasia rápida y el control de fugas de aire. En las heridas pulmonares penetrantes con entrada y salida profundas, hemorragia y fuga aérea mantenida, una tractotomía pulmonar puede controlar el sangrado y evitar una resección formal. Las lesiones bronquiales extensas en pacientes *in extremis* requieren resecciones pulmonares rápidas. El grapado rápido de todo el hilio y la neumonectomía en masa en una lesión proximal del hilio pulmonar en un paciente agónico pueden aumentar la supervivencia de manera importante.

El taponamiento de la cavidad torácica tiene consecuencias fisiológicas únicas por el llenado del corazón y la expansión de los pulmones, y debe limitarse a los vértices y los ángulos cardiofrénicos. Algunos pacientes con anasarca marcada presentan síndrome compartimental torácico con *shock* cardíaco compresivo y altas presiones ventilatorias cuando se intenta cerrar el tórax, de manera similar a lo que ocurre en el abdomen. Alguna serie pequeña ha evidenciado una reducción de la mortalidad con toracotomía abreviada en pacientes con traumatismos torácicos graves,[30] aunque otra serie mayor más reciente no observa diferencias, con independencia del uso o no de taponamiento asociado al cierre temporal de la pared torácica.[31] En las heridas cardíacas, una grapadora cutánea puede obtener un buen control temporal de la hemorragia en la toracotomía de reanimación.

5.1.2 *Control de la contaminación*

La contaminación más frecuente es la intestinal, que debe controlarse inicialmente con grapas o cintas; las lesiones intestinales no circunferenciales pueden suturarse con rapidez. La decisión sobre la creación de estomas resulta siempre compleja en el traumatizado grave si se va a dejar abierto el abdomen, y no deben realizarse estomas en esta primera laparotomía.

Las lesiones penetrantes del duodeno y el páncreas se asocian a menudo con lesiones vasculares mayores en pacientes *in extremis,* y la mortalidad se relaciona con la hemorragia. Si ésta se ha controlado, las maniobras de control de la contaminación deben ser sencillas y rápidas. El duodeno debe cerrarse rápidamente y se realizará descompresión nasogástrica, dejando para la reintervención procedimientos más complejos como la exclusión pilórica, la duodenostomía por tubo u otros. Las lesiones pancreáticas proximales, con o sin lesión ductal, y las lesiones distales sin afectación ductal, deben tratarse simplemente con drenaje aspirativo cerrado. Las lesiones distales con afectación ductal se tratarán con pancreatectomía distal y esplenectomía.[32]

En contraste con la urgencia de controlar la contaminación fecal mantenida, la extravasación de orina no suele inducir sepsis precoz; aun así, las lesiones ureterales en los pacientes inestables se deben intubar y exteriorizar con *stents* (sondas-férula en J). El muñón distal no se liga, pues rara vez drena orina desde la vejiga a causa del túnel submucoso intramural que suele impedir el reflujo vesicoureteral. Entre las lesiones de vías urinarias y las intestinales debe interponerse epiplón.

5.2   *Reintervención*

La reintervención puede ser planeada o a demanda, y el perfil operatorio es totalmente diferente, con consideraciones tácticas distintas.

5.2.1   *Reintervención planeada*

Suele hacerse entre 24 y 48 horas después de la intervención inicial, en función de las circunstancias clínicas. El cirujano debe recordar que, después de una lesión fisiológica extrema con destrucción tisular extensa y fugas importantes desde órganos y vasos sanguíneos, la cavidad peritoneal estará inflamada y será hostil. Esto es muy claro en el hígado, que se verá muy tumefacto e ingurgitado, con cápsula rígida y tensa, pero con un parénquima muy friable y de fácil resangrado. Asimismo, deberá ser muy juicioso en la reconstrucción gastrointestinal, evitando las de alto riesgo que podrían haberse considerado seguras en un abdomen recién lesionado. Por tanto, se evitará la pancreatoyeyunostomía, siendo preferible ligar el conducto lesionado, y una reparación duodenal debe protegerse con alguna técnica como la exclusión pilórica, aunque la eficacia de esta última resulte dudosa para muchos. También se aceptan fístulas biliopancreáticas bien controladas, y es preferible una colostomía a una anastomosis con un colon contundido y edematoso.[33] La retirada del taponamiento y de otros dispositivos de hemostasia temporales es siempre la última etapa antes del cierre, por la frecuente necesidad de retaponamiento. Debe trabajarse «bajo el agua», con todo bien empapado en solución salina, con materiales hemostáticos como adhesivos biológicos de fibrina u otros, instrumentos vasculares, coagulador de haz de argón y, en su caso, control previo de los pedículos vasculares. Por lo general no se aconseja colocar una sonda de yeyunostomía de alimentación a través de la pared abdominal cuando el intestino está edematoso y podría requerirse otra vuelta al quirófano, pero sí una sonda de alimentación larga de *Silastic®* a través de la nariz.

En caso de taponamiento es importante realizar una radiografía del abdomen abierto antes del cierre definitivo, pues no debe confiarse en el recuento de compresas en el ambiente a menudo caótico del procedimiento de control de daños. Si son necesarias nuevas revisiones quirúrgicas por infección intraabdominal no controlada o desarrollo de SCA, hay que tener mucho cuidado con las lesiones iatrogénicas, por la friabilidad del tubo digestivo.

5.2.2　*Reintervención a demanda*

La única finalidad de una reoperación urgente no planeada es lograr la hemostasia o descomprimir el abdomen, aunque también se han realizado por isquemia tisular que produce trastornos metabólicos y por contaminación gastrointestinal por lesiones inadvertidas o ligadura intestinal fallida. Todo lo demás tiene importancia secundaria. Es especialmente frecuente la hemostasia incompleta en las zonas taponadas, como el hígado o el retroperitoneo. Las lesiones inadvertidas son frecuentes en estos pacientes complejos y pueden ser muy graves; por ello, una revisión terciaria en la UCI es fundamental, interrumpiendo además el bloqueo neuromuscular al menos una vez al día para permitir una valoración general del estado neurológico. Estas lesiones inadvertidas ocurren principalmente en los órganos sólidos del abdomen, en el diafragma y en estructuras retroperitoneales como el duodeno, los uréteres, la vejiga y el recto; también ocurren en zonas difíciles de exponer, como la unión esofagogástrica, la pared posterior del estómago, el páncreas, la pared posterior del colon retroperitoneal y los bordes mesentéricos del intestino. Muchas fracturas también pasan inadvertidas. Las lesiones iatrogénicas que llevan a una reintervención urgente a demanda implican típicamente al bazo y los vasos de la pared torácica (que se lesionan durante la toracotomía en la sala de urgencias). La expectativa de supervivencia después de una reoperación no planeada debido a un rezumamiento difuso suele ser sombría, y es enorme la presión para evitar una relaparotomía «innecesaria» que no encuentra un origen quirúrgico de la hemorragia, pues interrumpe la reanimación y agrava la tríada letal. El umbral de transfusión para el retorno no planeado al quirófano suele ser de 6 U de CH durante las primeras seis horas, sin cambios en el hematócrito, aunque puede ser más bajo si la operación se terminó con prontitud y la hemorragia no era masiva. Existe nivel de evidencia III para la relaparotomía a demanda si los requerimientos de transfusión son de 2 U de CH por hora en un paciente normotérmico[22]. En ocasiones, el estado hemodinámico y respiratorio del paciente es tan inestable que impide su traslado al quirófano cuando, por ejemplo, se tapona con un coágulo una derivación vascular temporal y sobreviene una isquemia grave de un miembro. En estos casos debe considerarse solucionarlo en la propia UCI, donde en ocasiones se han reparado evisceraciones o se han exteriorizado segmentos intestinales con fugas.

6 Resultados y controversias en la cirugía de control de daños

La estrategia del abordaje sistemático por etapas en los pacientes con traumatismos que se encuentran *in extremis* ha disminuido la mortalidad, y algunos estudios demuestran que las cifras de mortalidad del control de daños han continuado disminuyendo cuando se comparan con experiencias previas.[21,34] La mortalidad está directamente relacionada con la presencia de lesión vascular[35] y con la gravedad de las lesiones, y oscila entre cifras muy variables que resultan difíciles de comparar, pues según algunos autores la laparotomía de control de daños se está sobreutilizando. Evidentemente, si se hace un uso muy liberal y se emplea en pacientes sin criterios suficientes de gravedad, cerrando el abdomen definitivamente a las pocas horas, la mortalidad será menor.

Las tasas de morbilidad oscilan entre el 25 % y el 63 %,[4,36-38] y las complicaciones más frecuentes son las infecciones del sitio quirúrgico y los abscesos intraabdominales, seguidos por las fístulas enterocutáneas.[39,40] Esta morbilidad se asocia de manera clara con el momento y el método de cierre del abdomen abierto, así como con el volumen de transfusión, y es independiente de la gravedad de las lesiones.[6,7,36] Aunque el estudio inicial de Rotondo *et al.* refiere una tasa de complicaciones abdominales del 36 %, ésta fue menor que la esperada por el índice de traumatismo abdominal penetrante; cuando se comparó con el grupo testigo de intervenciones definitivas, la supervivencia global aumentó en grado importante en los pacientes con traumatismos vasculares y viscerales múltiples. A pesar de esta alta morbilidad, el impacto positivo a largo plazo para el paciente traumatizado grave resulta indiscutible.[40]

En una revisión de nuestro registro de traumatismos graves entre los años 1993 y 2012 hemos encontrado 33 pacientes con laparotomía de control de daños, definida como toda laparotomía urgente por traumatismo con resultado de cierre abdominal temporal, con colocación o no de taponamiento, o pacientes con taponamiento pélvico preperitoneal. Se han excluido del análisis todos aquellos pacientes fallecidos en el quirófano durante la primera intervención a pesar de los intentos de control de daños. Ante la ausencia de un protocolo objetivo, la decisión de realizar una laparotomía abreviada y control de daños correspondía al cirujano de guardia. En la tabla 3 se presentan los resultados de la serie, con una supervivencia del 43 % que se compara desfavorablemente con las otras series de la tabla, aunque el 88 % de nuestros pacientes tenían traumatismos cerrados, frente al predominio de los traumatismos penetrantes de las series norteamericanas y otras. Es bien sabido que el traumatismo cerrado grave, en general, conlleva una mayor mortalidad que el traumatismo penetrante.

Las controversias de la cirugía de control de daños giran, en general, en torno al valor real de la técnica en cuanto a reducción de la mortalidad, su sobreutilización en ocasiones y los beneficios de

Autores	Año	N	Edad	RTS	ISS	TP/TC	Supervivencia
Rotondo *et al.*[4]	1993	24	30,6	NE	24,2	24/0	58 %
Shapiro *et al.***[1]	2000	1.101	NE	NE	NE	NE	50 %
Johnson *et al.*[21]	2001	21	25,6	NE	30,4	21/0	90 %
Higa *et al.*[37]	2010	115	NE	NE	30,3	44/71	65 %
Kairinos *et al.*[44]	2010	145	NE	NE	NE	NE	63 %
Brenner *et al.*[40]	2011	88	33	NE	34,4	42/46	72 %
Hatch *et al.*[6,7]	2011	282	35	NE	27	99/183	76 %
HGUGM*	2013	33	33	8,7	33,2	4/29	43 %

HGUGM*: Hospital General Universitario Gregorio Marañón (resultados no publicados); ISS: *Injury Severity Score;* NE: no especificado; RTS: *Revised Trauma Score;* Shapiro *et al.***: serie de revisión de la literatura hasta ese momento; TP/TC: traumatismo penetrante/traumatismo cerrado.

Tabla 3. Comparación del mecanismo lesivo, la gravedad anatómica y la supervivencia en distintas series.

un uso más restringido. Una reciente revisión sistemática de la literatura no ha encontrado un solo estudio controlado aleatorizado que compare la cirugía de control de daños con la reparación inmediata tradicional, y concluye que la evidencia en favor del control de daños es limitada.[41] Un grupo de la Universidad de Denver ha evaluado recientemente el efecto que la laparotomía de control de daños y los protocolos de transfusión masiva han tenido en la supervivencia de los pacientes con traumatismo vascular abdominal grave en su experiencia, y encuentra que la mortalidad global ha permanecido inalterada, aunque se ha reducido la mortalidad atribuida a coagulopatía.[42]

En cuanto a su posible sobreutilización, el grupo de Houston ha publicado que el 20 % de sus pacientes sometidos a laparotomía de control de daños no cumplía ninguna de las indicaciones tradicionales para ésta al ingreso en la UCI, exponiendo a estos pacientes a un alto riesgo de complicaciones.[6,7,43] Otro estudio retrospectivo realizado en la Universidad de Tucson, Arizona, sobre laparotomías realizadas entre 2006 y 2008, encuentra una disminución del 78 % de las laparotomías de control de daños realizadas en ese periodo (desde un 36 % hasta menos del 9 %), a pesar de un aumento del número de pacientes que requirieron laparotomía. Esto se acompañó de una disminución de la mortalidad, desde un 22 % hasta un 13 %. Lo atribuyen a la reanimación de control de daños, con restricción del uso masivo de cristaloides, que ha contribuido a la desaparición del SCA en 2008, y a la práctica desaparición también de las fístulas enteroatmosféricas. Concluyen que, aunque la laparotomía de control de daños tiene una importancia vital en la cirugía de los traumatismos, debe usarse de manera más selectiva, lo que mejorará los resultados.[37] Realizada en exceso o de manera inadecuada, la laparotomía de control de daños presenta muchos inconvenientes, como estancias prolongadas en la UCI, mayor uso de hemoderivados, necesidad de múltiples reintervenciones, el peligro del abdomen abierto, las fístulas enteroatmosféricas y las grandes hernias ventrales que requieren reparación posterior.

Un grupo de Ciudad del Cabo, Sudáfrica, se ha planteado recientemente la inutilidad de muchas laparotomías de control de daños en su práctica. Aplican una ecuación matemática mediante un análisis lineal discriminativo a una cohorte de 145 pacientes, con objeto de predecir la mortalidad. Obtienen un valor predictivo positivo del 100% y una sensibilidad del 25% para su ecuación, y encuentran que la edad del paciente, el pH preoperatorio más bajo y la temperatura central más baja son factores predictivos significativos de mortalidad en sus pacientes con laparotomía de control de daños. Concluyen que debe haber un punto más allá del cual ningún ser humano sobrevive a una descompensación fisiológica, y esa ecuación puede ser una definición preliminar de ese punto y ayudar a predecir preoperatoriamente la mortalidad con un alto grado de certeza. Esto podría ser de especial utilidad en situaciones con numerosas víctimas graves.[44]

Bibliografía

1. Shapiro MB, Jenkins DH, Schwab CW, Rotondo MF. Damage control: collective review. J Trauma. 2000; 49: 969-78.

2. Stone H, Strom P, Mullins R. Management of the major coagulopathy with onset during laparotomy. Ann Surg. 1983; 197: 532-5.

3. Burch JM, Ortiz VB, Richardson RJ, Martin RR, Mattox KL, Jordan GL Jr. Abbreviated laparotomy and planned reoperation for critically injured patients. Ann Surg. 1992; 215: 476-83.

4. Rotondo MF, Schwab CW, McGonigal M, Phillips GR 3rd, Fruchterman TM, Kauder DR, *et al.* "Damage control": an approach for improved survival in exsanguinating penetrating abdominal injury. J Trauma. 1993; 35: 375-83.

5. McGonigal MD, Cole J, Schwab CW, Kauder DR, Rotondo MF, Angood PB. Urban firearms deaths: a five-year perspective. J Trauma. 1993; 35: 532-6.

6. Hatch QM, Osterhout LM, Ashraf A, Podbielski J, Kozar RA, Wade ChE, *et al.* Current use of damage-control laparotomy, closure rates, and predictors of early fascial closure at the first take-back. J Trauma. 2011; 70: 1429-36.

7. Hatch QM, Osterhout LM, Podbielski J, Kozar RA, Wade CE,

Holcomb JB, *et al.* Impact of closure at the first take back: complication burden and potential overutilization of damage control laparotomy. J Trauma. 2011; 71: 1503-11.

8. Rotondo MF, Zonies DH. The damage control sequence and underlying logic. Surg Clin North Am. 1997; 77: 761-77.

9. Holcomb JB, Jenkins D, Rhee P, Johannigman J, Mahoney P, Mehta S, *et al.* Damage control resuscitation: directly addressing the early coagulopathy of trauma. J Trauma. 2007; 62: 307-10.

10. Schreiber MA, Perkins J, Kiraly L, Underwood S, Wade C, Holcomb JB. Early predictors of massive transfusion in combat casualties. J Am Coll Surg. 2007; 205: 541-5.

11. Borgman MA, Spinella PC, Perkins JG, Grathwohl KW, Repine T, Beekley AC, *et al.* The ratio of blood products transfused affects mortality in patients receiving massive transfusions at a combat support hospital. J Trauma. 2007; 63: 805-13.

12. Duchesne JC, Mcswain NE. Damage control resuscitation in combination with damage control laparotomy: a survival advantage. J Trauma. 2010; 69: 46-52.

13. Duke MD, Guidry Ch, Guice J, Stuke L, Marr AB, Hunt JP, *et al.* Restrictive fluid resuscitation in combination with damage control resuscitation: time for adaptation. J Trauma Acute Care Surg. 2012; 73: 674-8.

14. Sharrock AE, Midwinter M. Damage control-trauma care in the first hour and beyond: a clinical review of relevant developments in the field of trauma care. Ann R Coll Surg Engl. 2013; 95: 177-83.

15. Shakur H, Roberts I, Bautista R, Caballero J, Coats T, Dewan Y, *et al.* Effects of tranexamic acid on death, vascular occlusive events, and blood transfusion in trauma patients with significant hemorrhage (CRASH-2): a randomised, placebo-controlled trial. Lancet. 2010; 376: 23-32.

16. Ker K, Prieto-Merino D, Roberts I. Systematic review, meta-analysis and meta-regression of the effect of tranexamic acid on surgical blood loss. Br J Surg. 2013; 100: 1271-9.

17. Sagraves SG, Toschlog EA, Rotondo MF. Damage control surgery – the intensivist's role. J Intensive Care Med. 2006; 21: 5-16.

18. Chovanes J, Cannon JW, Núñez TC. The evolution of damage control surgery. Surg Clin N Am. 2012; 92: 859-75.

19. McLaughlin DF, Niles SE, Salinas J. A predictive model for massive transfusion in combat casualty patients. J Trauma. 2008; 64: S57-S63.

20. Ordoñez CA, Badiel M, Pino LF, Salamea JC, Loaiza JH, Parra MW, *et al.* Damage control resus-

citation: early decision strategies in abdominal gunshot wounds using an easy "ABCD" mnemonic. J Trauma Acute Care Surg. 2012; 73: 1074-8.

21. Johnson JW, Gracias VH, Schwab CW, Reilly PM, Kauder DR, Shapiro MB, *et al.* Evolution in damage control for exsanguinating penetrating abdominal injury. J Trauma. 2001; 51: 261-71.

22. Díaz JJ, Cullinane DC, Dutton WD, Jerome R, Bagdonas R, Bilaniuk JO, *et al.* The management of the open abdomen in trauma and emergency general surgery: part 1 – damage control. J Trauma. 2010; 68: 1425-38.

23. Smith JW, Garrison RN, Matheson PJ, Franklin GA, Harbrecht BG, Richardson JD. Direct peritoneal resuscitation accelerates primary abdominal wall closure after damage control surgery. J Am Coll Surg. 2010; 210: 658-67.

24. Harvin JA, Mims MM, Duchesne JC, Cox CS, Wade CE, Holcomb JB, *et al.* Chasing 100 %: the use of hypertonic saline to improve early, primary fascial closure after damage control laparotomy. J Trauma Acute Care Surg. 2013; 74: 426-32.

25. Kushimoto S, Arai M, Aiboshi J, Harada N, Tosaka N, Koido Y, *et al.* The role of interventional radiology in patients requiring damage control laparotomy. J Trauma. 2003; 54: 171-6.

26. Peitzman AB, Marsh WM. Advanced operative techniques in the management of complex liver injuries. J Trauma Acute Care Surg. 2012; 73: 765-70.

27. Aucar JA, Hirshberg A. Damage control for vascular injuries. Surg Clin North Am. 1997; 77: 853-62.

28. Subramanian A, Vercruysse G, Dente C, Wyrzykowski A, King E, Feliciano DV. A decade's experience with temporary intravascular shunts at a civilian level I trauma center. J Trauma. 2008; 65: 316-24.

29. Coburn M. Damage control for urologic injuries. Surg Clin North Am. 1997; 77: 821-34.

30. Vargo DJ, Battistella FD. Abbreviated thoracotomy and temporary chest closure. Arch Surg. 2001; 136: 21-4.

31. Lang JL, González RP, Aldy KN, Carroll EA, Eastman AL, White CQ, *et al.* Does temporary chest wall closure with or without chest packing improve survival for trauma patients in shock after emergent thoracotomy? J Trauma. 2011; 70: 705-9.

32. Sharpe JP, Magnotti LJ, Weinberg JA, Zarzaur BL, Stickley SM, Scott SE, *et al.* Impact of a defined management algorithm on outcome after traumatic pancreatic injury. J Trauma Acute Care Surg. 2012; 72: 100-5.

33. Ordóñez CA, Pino LF, Badiel M, Sánchez AI, Loaiza J, Ballestas L, *et al.* Safety of performing a delayed

anastomosis during damage control laparotomy in patients with destructive colon injuries. J Trauma. 2011; 71: 1512-7.

34. Asensio JA, McDuffie L, Petrone P, Roldán G, Forno W, Gambaro E, *et al.* Reliable variables in the exsanguinated patient which indicate damage control and predict outcome. Am J Surg. 2001; 182: 743-51.

35. Nicholas JM, Rix EP, Easley KA, Feliciano DV, Cava RA, Ingram WL, *et al.* Changing patterns in the management of penetrating abdominal trauma: the more things change, the more they stay the same. J Trauma. 2003; 55: 1095-110.

36. Miller RS, Morris JA, Díaz JJ, Herring MB, May AK. Complications after 344 damage-control open celiotomies. J Trauma. 2005; 59: 1365-74.

37. Higa G, Friese R, O'Keeffe T, Wynne J, Bowlby P, Ziemba N, *et al.* Damage control laparotomy, a vital tool once overused. J Trauma. 2010; 69: 53-9.

38. Teixeira PG, Inaba K, Dubose J, Salim A, Brown C, Rhee P, *et al.* Enterocutaneous fistula complicating trauma laparotomy: a major resource burden. Am Surg. 2009; 75: 30-2.

39. Smith BP, Adams RC, Doraiswamy VA, Nagaraja V, Seamon MJ, Wisler J, *et al.* Review of abdominal damage control and open abdomens: focus on gastrointestinal complications. J Gastrointestin Liver Dis. 2010; 19: 425-35.

40. Brenner M, Bochicchio G, Bochicchio K, Ilahi O, Rodríguez E, Henry S, *et al.* Long-term impact of damage control laparotomy. Arch Surg. 2011; 146: 395-9.

41. Cirocchi R, Montedori A, Farinella E, Bonacini I, Tagliabue L, Abraha I. Damage control surgery for abdominal trauma. Cochrane Database Syst Rev. 2013; 3: CD007438.

42. Sorrentino TA, Moore EE, Wohlauer MV, Biffl WL, Pieracci FM, Johnson JL, *et al.* Effect of damage control surgery on major abdominal vascular trauma. J Surg Res. 2012; 177: 320-5.

43. Martin MJ, Hatch Q, Cotton B, Holcomb J. The use of temporary abdominal closure in low-risk trauma patients: helpful or harmful? J Trauma. 2012; 72: 601-8.

44. Kairinos N, Hayes PhM, Nicol AJ, Kahn D. Avoiding futile damage control laparotomy. Injury. 2010; 41: 64-8.

Capítulo 3

Abdomen abierto en pacientes no traumáticos

R. Medrano Caviedes, F. Caballero Mestres

Sección de Cirugía de Urgencias
Servicio de Cirugía General y Digestiva
Hospital de la Santa Creu i Sant Pau
Universitat Autònoma de Barcelona
Barcelona

Correspondencia:
Dr. Rodrigo Medrano Caviedes
RMedrano@santpau.cat

Dr. Ferran Caballero Mestres
FCaballeroM@santpau.cat

Sinopsis

El cuidado de los pacientes con patología intraabdominal grave requiere un enfoque y un tratamiento multidisciplinarios. Desde el punto de vista del cirujano, destaca el uso de una serie de criterios e indicaciones para el tratamiento del paciente con un abdomen agudo quirúrgico complejo en situaciones extremas, que se benefician de un cierre abdominal diferido. La laparostomía es un procedimiento quirúrgico por medio del cual se difiere el cierre de la pared abdominal y se dejan deliberadamente sin suturar las fascias musculares de la pared abdominal anterior, por lo que se denomina «abdomen abierto». El contenido abdominal se contiene y protege con un sistema de cierre temporal. Esta práctica, inicialmente descrita como método para abreviar una cirugía en el paciente con politraumatismo grave, se ha exportado a los pacientes con patología abdominal grave para facilitar su tratamiento o prevenir complicaciones. En este capítulo describiremos dos nuevos escenarios: el control de daños en la sepsis y la introducción a su realización en otras situaciones.

1 Introducción

La realización de una laparotomía o abdomen abierto para el tratamiento o la prevención del síndrome compartimental abdominal (SCA) en los pacientes graves es una técnica cada día más indicada en cirugía. Sus principales aplicaciones son en pacientes con politraumatismo y con patología abdominal primaria o secundaria grave.

Los aspectos más importantes del SCA y del abdomen abierto en el paciente con politraumatismo (especialmente el control de daños) ya se han expuesto en los capítulos 1 y 2, por lo que aquí abordaremos los correspondientes al abdomen agudo no traumático en relación con el SCA.

Entre las causas no traumáticas que pueden llevar a indicar una laparotomía, o al tratamiento mediante técnicas de abdomen abierto, podemos citar el abdomen séptico (a menudo con múltiples reintervenciones) y aquellas afecciones que cursan con un aumento del volumen intraabdominal o parietal, que inducen hipertensión intraabdominal y SCA, sin olvidar las situaciones que conllevan defectos de la propia pared abdominal, como las infecciones graves de partes blandas. De todas ellas, la causa más frecuente y específica es la de origen séptico, por lo que dividiremos este capítulo en dos apartados: abdomen abierto en sepsis y abdomen abierto en otras situaciones.

2 Abdomen abierto en sepsis

Rangel *et al.*[1] describieron en los años 1990 la evolución natural del síndrome de respuesta inflamatoria sistémica con sepsis (SIRS + infección documentada), de la sepsis grave (sepsis + disfunción de un órgano) y del *shock* séptico (sepsis + hipoperfusión o hipotensión), así como su correlación con unas tasas de mortalidad crecientes.

Se calcula que la incidencia de sepsis grave es de tres casos por cada 100.000 habitantes, de los cuales el 28,3 % se presentan en pacientes quirúrgicos. El 11 % de los pacientes que tienen que ser operados por un proceso infeccioso desarrollarán sepsis grave, aunque la incidencia aumenta si la causa de la peritonitis no tiene origen apendicular o se trata de una infección recurrente.

La mortalidad en estos pacientes es sumamente alta en comparación con otros cuadros de sepsis grave: oscila entre el 20 % y el 50 %, sobre todo cuando es por complicación de un procedimiento quirúrgico previo,[2] frente al 6 % de media por otras causas.[3,4]

El tratamiento de estos enfermos se sustenta en tres pilares:

- Eliminación precoz y adecuada de la causa (cirugía de control del foco séptico).
- Tratamiento antibiótico adecuado y precoz.
- Soporte de la disfunción orgánica.[5,6]

2.1　Cirugía de control de daños en sepsis

El control del foco infeccioso es un objetivo principal de la cirugía en el abdomen séptico, para eliminar o reducir la fuente de infección. Los tres principios aplicables para el control del foco infeccioso son:

- Drenaje de colecciones líquidas infectadas.
- Exéresis del tejido desvitalizado o infectado.
- Corrección de la alteración anatómica que provoca el desarrollo de la infección.

El control del foco séptico debería lograrse con la menor agresión fisiológica posible (p. ej., intentar drenajes percutáneos hasta que el paciente se encuentre en condiciones de tolerar un procedimiento más definitivo si persistiese la necesidad).[3]

En este sentido, la conceptualización propuesta en 1997 por Rotondo y Zonies[7] de la cirugía de control de daños ha permitido comprender que la corrección de la insuficiencia metabólica prima sobre la corrección anatómica para mejorar la supervivencia inmediata.

Así pues, los pacientes en situación de «agotamiento fisiológico» de origen séptico abdominal no deben ser tratados de la misma forma que en la cirugía electiva, ya que intervenciones quirúrgicas teóricamente ideales, pero agresivas, de alto riesgo y con un tiempo operatorio prolongado, abocan a un fallo multiorgánico tras desarrollar una coagulopatía por consumo, hipotermia, *shock* irreversible y muerte. Estos pacientes, tratados de forma menos agresiva, pueden sobrevivir.

Por otro lado, la participación de cirujanos con experiencia y formación en la atención de pacientes con politraumatismo graves en los servicios de urgencias de los hospitales generales ha favorecido que estos pacientes sean atendidos, valorados y tratados basándose en su situación fisiológica y no en sus lesiones.[8-10] Este singular concepto ha sido avalado por las principales organizaciones de cirujanos de urgencia, como la American Association for the Surgery of Trauma y la European Association for Trauma and Emergency Surgery, que hacen hincapié en el importante papel de este tipo de atención quirúrgica del paciente grave, dentro del área de la superespecialización de la cirugía de los traumatismos, del cuidado crítico quirúrgico y de la cirugía de urgencias.[8]

En los últimos años ha aumentado la aplicación de estas técnicas, fundamentalmente de la laparotomía abreviada en pacientes no traumáticos, con la intención de mejorar la supervivencia global, que pese a los avances diagnósticos y terapéuticos se asociaba a una alta mortalidad.[11] Esto ha propiciado un ambiente en el cual es bienvenida la innovación en el tratamiento de los pacientes no traumáticos graves.[8,12-15]

En la cirugía del control de daños en el paciente grave se propone interrumpir la cirugía tras haber realizado los gestos quirúrgicos mínimos para garantizar el control de la hemorragia, o el cierre temporal de lesiones gastrointestinales, sin la obligación de una reconstrucción de la continuidad del tránsito intestinal, incluso sin la realización de estomas en algunos casos, seguido del cierre temporal de la pared abdominal, dejando el abdomen abierto contenido para proseguir, en un segundo tiempo, con la resucitación exhaustiva del paciente en la unidad de cuidados intensivos (UCI). En un tercer tiempo, cuando el paciente haya recuperado el equilibrio fisiológico, se procederá a la culminación de la cirugía inicial en una relaparotomía programada.[7]

Esta práctica de limitar la duración y los procedimientos quirúrgicos en el paciente grave, el control de la hemorragia y la eliminación o reducción de la contaminación antes de la progresión hacia el colapso fisiológico, marcado por acidosis, coagulopatía e hipotermia, es hoy una práctica ampliamente difundida y aceptada, hasta el punto de que, basándose en los resultados obtenidos en estudios con pacientes traumáticos, se consideraría poco ético tener que validar su eficacia por medio de estudios comparativos.[16]

En los servicios de urgencias se presentan situaciones similares en pacientes con condiciones fisiológicas extremas, en reintervenciones por hemorragia, inestabilidad hemodinámica por sepsis grave, isquemia mesentérica, infecciones necrotizantes o por la necesidad de lavados peritoneales repetidos para erradicar focos sépticos o tejidos desvitalizados.[9,10,12,17,18] En estos casos, el objetivo de limitar el impacto de la agresión quirúrgica, minimizando la duración de la operación y de las técnicas quirúrgicas, reservando el resto de los procedimientos para un segundo tiempo, es conceptualmente atractivo y actual. Sin embargo, no debe menospreciarse ni olvidarse que la cirugía de control de daños puede causar nuevas complicaciones, por lo que sus indicaciones deben evaluarse de forma individual en cada paciente.

2.2 *Indicaciones para la cirugía de control de daños*

Es evidente que no debe realizarse cirugía de control de daños en todos los pacientes con sepsis grave, e incluso en la promovida y celebrada cirugía de control de daños para el paciente traumático existen indicaciones muy concretas, como se recoge en el capítulo 2 de esta monografía.

La sepsis grave, definida en la guía de recomendaciones de la Surviving Sepsis Campaign[19] como hipotensión, lactacidemia, fallo renal, plaquetopenia y coagulopatía, es frecuente en la patología quirúrgica urgente. Estas situaciones traducen un estado fisiopatológico común con el paciente con politraumatismo grave,[16] y coinciden con la necesidad imperiosa de interrumpir el progresivo deterioro del paciente, evitando la aparición de la tríada letal. Esta situación se interpreta como un marcador biológico del límite de la capacidad del paciente para compensar las consecuencias fisiológicas de la hipoperfusión mantenida a consecuencia de una agresión,[10] situación en que la prolongación del acto quirúrgico comportaría el retraso de una resucitación efectiva.

También en el enfermo con sepsis grave, la decisión de limitar la cirugía inicial al control de daños debe tomarse lo antes posible, ya que por lo general se tienen suficientes datos para apoyar esta decisión antes del acto quirúrgico.

Aunque no existen marcadores absolutos ni definitivos que nos indiquen cuándo deben limitarse los procedimientos quirúrgicos, éstos deben finalizar antes de que aparezca la tríada letal, por lo que pueden utilizarse los mismos marcadores que en el paciente exangüe, que son una temperatura corporal inferior a 35 °C, un pH inferior a 7,20 o un déficit de base superior a −8, y evidencia de coagulopatía, ya sea clínica o analítica.[20]

Otro aspecto a considerar, no recogido en la literatura, es la presencia de una situación de *shock* séptico que no responde al aumento del volumen de perfusión intravascular, por lo que resulta necesario el uso de fármacos vasoactivos, en especial cuando se requieren altas dosis o una combinación de varios de ellos para obtener una presión de perfusión tisular adecuada; es decir, una situación en la cual el paciente ha perdido la capacidad de compensar su desequilibrio fisiológico. Creemos que en tal caso, aunque el paciente no presente hipotermia, coagulopatía evidente ni acidosis metabólica, nos encontramos ante un paciente muy grave que probablemente se beneficie de realizar una cirugía limitada al control de daños, aunque no existen datos objetivos en la literatura.

2.3　*Secuencia del control de daños en la sepsis*

La secuencia del control de daños en el paciente séptico sigue los mismos conceptos y principios que en el paciente traumático, aunque con algunos matices.

- Fase 1: resucitación inicial. Es un periodo inicial de resucitación que precede al acto quirúrgico, con la intención de conseguir las mejores condiciones vitales del paciente para que pueda tolerar la inducción anestésica. Este tiempo no debe prolongarse innecesariamente.
- Fase 2: acto quirúrgico. Ha de ser breve y conciso, considerando que el único objetivo de la cirugía es el control del foco séptico, el drenaje y el lavado exhaustivo de la cavidad abdominal. En general se realiza un cierre temporal de la pared abdominal, facilitando un nuevo acceso a la cavidad peritoneal si fuese necesario, pero sobre todo consiguiendo un drenaje amplio y controlado de la cavidad abdominal, permitiendo cuantificar el exudado y las pérdidas líquidas, así como observar sus características.
- Fase 3: resucitación de continuidad. Es un segundo periodo de resucitación exhaustiva en la UCI, a continuación de la cirugía inicial de control de daños, en concordancia con las recomendaciones de la Surviving Sepsis Campaign,[19] con la intención de recuperar al paciente de su situación crítica y ponerlo en las mejores condiciones de cara a una cirugía definitiva programada.
- Fase 4: reintervención planeada o a demanda.
- Fase 5: cierre definitivo. Se comenta en el capítulo 8.

Esta secuencia permite que los pacientes hemodinámicamente inestables puedan ser operados en intervenciones de menor duración y menos agresivas, y soportar el acto quirúrgico a la vez que se controla el foco séptico.

Con la finalización del acto quirúrgico, realizando un cierre temporal de la pared abdominal, se consigue disminuir la incidencia de SCA, considerado la causa principal de la mortalidad en el paciente séptico.[21,22]

2.3.1 *Fase 1: resucitación inicial*

El paciente séptico presenta una variedad de *shock* distributivo caracterizado por una profunda vasodilatación. Estos pacientes requieren cantidades masivas de fluidos, y es frecuente la aparición de edema generalizado debido al aumento de la permeabilidad capilar, que no se limita a las zonas declives y visibles, sino que se extiende a todo el organismo.[3]

El abdomen es una cavidad confinada por la pared abdominal, que puede aumentar su capacidad por la elasticidad de los músculos y tejidos de ésta. Así pues, cuando el contenido intraabdominal aumenta, la elasticidad de la pared evita que se eleve la presión intraabdominal (PIA) hasta un cierto límite.

La sobrecarga líquida a que son sometidos los pacientes sépticos con el fin de mantener una presión arterial media (PAM) eficiente y una diuresis aceptable, junto con el aumento de la permeabilidad, hace que parte de este líquido se acumule en los tejidos blandos y disminuya la distensibilidad de la pared abdominal. Además, el edema de las asas intestinales y la presencia de íleo secundario (posquirúrgico, reflejo secundario a la patología inicial y secundario a la propia cirugía), sumados a la presencia de líquido libre intraabdominal (exudado inflamatorio o ascitis), provocarán un aumento de la PIA y por consiguiente la aparición de hipertensión intrabdominal (HIA) o incluso un SCA.

En esta situación, a causa de la disminución de la presión de perfusión de los órganos intraabdominales (PPIA = PAM − PIA), el paciente se encuentra hipoperfundido, lo que favorece la presencia de hipoxia tisular. Esto ocurre incluso en ausencia de HIA o de SCA establecido,[23] por lo que dejar el abdomen abierto ayuda a prevenir esta situación y se considera el procedimiento con mayor impacto en la cirugía de control de daños y las laparotomías abreviadas en estos pacientes.[10]

2.3.2 *Fase 2: tratamiento quirúrgico inicial*

La cirugía inicial del control de daños en el paciente séptico grave tiene como objetivo primordial controlar el foco séptico. Se basa en la combinación de resecciones, drenaje amplio del foco y lavado profuso de la cavidad abdominal, con el fin de disminuir en todo lo posible el inóculo bacteriano.[12]

Este procedimiento debe efectuarse de manera programada y reglada, empezando por los compartimentos supramesocólicos, siguiendo por los parietocólicos, entre las asas y la pelvis, con un mínimo de $1.000\,cm^3$ de solución salina fisiológica por cuadrante (un total aproximado de 6.000 ml), en especial en caso de extravasación del contenido intestinal. Dada la gran cantidad de solución salina a utilizar en el lavado peritoneal, es de vital importancia no empeorar la hipotermia del paciente, por lo que ésta siempre debe calentarse a 37-40 °C.

La reparación definitiva de la continuidad intestinal no es una prioridad, en particular si implica una prolongación del tiempo quirúrgico. La realización de anastomosis en pacientes inestables con peritonitis tiene un alto índice de dehiscencias, por lo que una opción es dejar los cabos intestinales debidamente cerrados e identificados, y demorar las anastomosis entre 48 y 96 horas.[11]

Otro tema controvertido es la conveniencia de la realización de estomas en estos pacientes, ya que van a ser sometidos a una resucitación agresiva con una gran reposición de líquidos, provocando edema de la pared abdominal y de los mesos, que comporta un riesgo de hundimiento de los estomas. Además, hay que tener en cuenta que son pacientes que van a precisar nuevos actos quirúrgicos en mejores condiciones fisiológicas, lo que permitirá la realización de los estomas con menos riesgos.[24,25]

Después del control del foco séptico, el aspecto más importante es la prevención del SCA secundario a la necesaria resucitación agresiva. En los pacientes con alto riesgo de desarrollar un SCA, y en aquellos en quienes durante el acto quirúrgico se evidencia un edema visceral importante, se considera indicado dejar el abdomen abierto y aplicar la técnica de contención denominada «cierre abdominal temporal».[10,14]

Esta fase concluye con el cierre temporal del abdomen, con los condicionantes técnicos ya mencionados en el capítulo 4, teniendo en cuenta que si se realiza un estoma en un paciente con cierre abdominal temporal, éste debe cumplir las siguientes premisas:

- Ser lo más lateral posible, para que su ubicación y la colocación de la bolsa colectora no interfieran con la técnica de cierre abdominal temporal.
- Que en caso de fuga de contenido intestinal no produzca contaminación de la laparotomía media.
- Minimizar el daño de la pared abdominal anterior que pueda afectar al cierre abdominal definitivo.

2.3.3 Fase 3: resucitación en la unidad de cuidados intensivos

Tras la cirugía inicial, el control del foco séptico y el cierre abdominal temporal, el paciente es trasladado a la UCI para proseguir con la resucitación. Es habitual un empeoramiento inicial tras la manipulación quirúrgica y debe ser previsto, tanto en el acto operatorio como en el postoperatorio inmediato. Normalmente este periodo tiene una duración de 24 a 72 horas. En el capítulo 5 se explican con detalle los objetivos de esta fase.

2.3.4 *Fase 4: tratamiento quirúrgico de seguimiento o de continuidad*

Existe un gran debate sobre las laparotomías planeadas respecto a las relaparotomías bajo demanda (laparotomías por empeoramiento clínico o no mejoría). Las reintervenciones planeadas en el paciente séptico, a excepción de las realizadas por isquemias intestinales,[26,27] no han demostrado mejorar la supervivencia global y se asocian a un aumento de las complicaciones, como hemorragia, fístula o empeoramiento del estado de *shock,* además de estar asociadas a un incremento de los costes.[9,10] De ello se concluye que es de vital importancia que el control del foco séptico se realice con éxito en la cirugía de control de daños inicial, para evitar la necesidad de relaparotomías.

Así pues, en la primera reintervención deberemos decidir respecto a:

- La realización de anastomosis o de estomas definitivos.
- El cierre abdominal inmediato o diferido.

Las relaparotomías programadas sólo deberían practicarse para la aproximación paulatina de la pared abdominal con el fin de disminuir el defecto de la pared, intentando evitar la retracción lateral de la musculatura abdominal y el desarrollo de una eventración abdominal con el posible tratamiento quirúrgico planificado.

Se espera que, con el paso de los días, la respuesta inflamatoria de la cavidad abdominal abierta dé paso a un tejido fibrinoso que provoque la adherencia de las asas entre sí, por lo que hay que intentar que el bloque de asas se mantenga independiente de la pared abdominal (véase la figura 1).

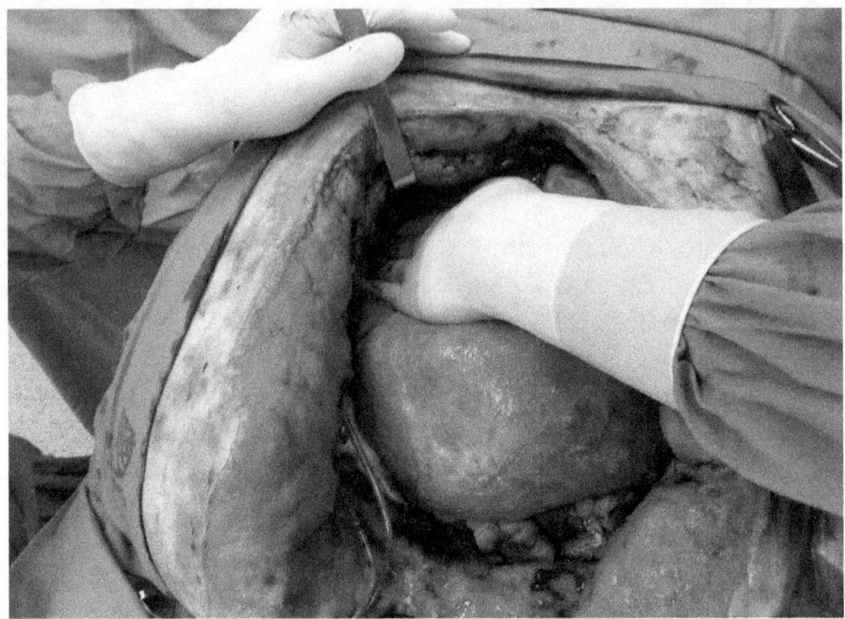

Figura 1. Peritonitis plástica. Bloque de asas abdominales adheridas entre
sí como respuesta inflamatoria tras un abdomen abierto. Gracias a una correcta
individualización de la pared abdominal se permite el cierre abdominal
(nótese que puede manipularse el bloque de asas independiente de la cara
peritoneal de la pared abdominal). (Por cortesía del Dr. R.G. Medrano,
Hospital de la Santa Creu i Sant Pau, Barcelona.)

3   Abdomen abierto en otras situaciones

Como hemos comentado al inicio de este capítulo, además de las
indicaciones de abdomen abierto en enfermos con sepsis grave,
existen otras situaciones patológicas que pueden requerir estas técnicas.

Por una parte, están los pacientes que presentan edema parietal,
visceral o retroperitoneal, que tienen un alto riesgo de SCA, como en
las peritonitis difusas, y por otra parte aquellos en quienes durante
una intervención quirúrgica resulta imposible el cierre primario de la

pared abdominal, como ocurre en las evisceraciones, las infecciones graves de la herida quirúrgica y cuando hay un aumento del volumen de la pared o del contenido abdominal. También hay que tener en cuenta los pacientes candidatos a una relaparotomía *(second-look)*, como en la isquemia intestinal segmentaria, en la cual es inevitable o beneficioso dejar el abdomen abierto con técnicas de contención abdominal temporal.[9,17,28-31]

Mención aparte requiere la rotura de un aneurisma de la aorta abdominal, ya que el paciente puede evolucionar de forma mixta, como un traumático exangüe politransfundido y como un síndrome de HIA por el aumento del volumen retroperitoneal, con el consecuente aumento de la PIA y un alto riesgo de HIA y SCA.[32,33] Estos pacientes se benefician claramente de la prevención del SCA dejando el abdomen abierto, con técnica de contención abdominal temporal, durante la cirugía del tratamiento del aneurisma de la aorta abdominal, en especial cuando éste sea prolongado o el paciente esté politransfundido.[34]

Los beneficios en que se apoya la indicación de un cierre abdominal diferido en este grupo de pacientes son:

- Facilidad de reexploración.
- Disminución del riesgo de desarrollar un SCA.
- Individualización del proceso séptico intraabdominal de la pared abdominal.
- Evitar la instauración de una peritonitis plástica que incluya la pared abdominal (abdomen congelado).
- Favorecer el cierre progresivo con preservación fascial, utilizando diferentes técnicas de aspiración-presión negativa/vacío o cierre secuencial con mallas temporales (véase la figura 2).

Los dispositivos de presión negativa han demostrado mejorar la respuesta inflamatoria al eliminar el exudado peritoneal, siendo éste el principal motivo para su empleo. Además, ayudan a mantener la separación entre la pared abdominal y las asas intestinales, que conforman un bloque incluido en la respuesta infla-matoria.[22,29,35,36]

En este sentido, los argumentos para combinar un abdomen abierto y técnicas de presión negativa se basan en que más del 70 % de todas las células inmunitarias se encuentran en el tracto gastroin-testinal, por lo que se atribuyen al intestino propiedades de órgano productor de citocinas y por tanto sería un importante mediador de la respuesta inflamatoria.

Los efectos de la respuesta inflamatoria local mediada por el intes-tino, más intensa en las peritonitis graves difusas que en otras afec-

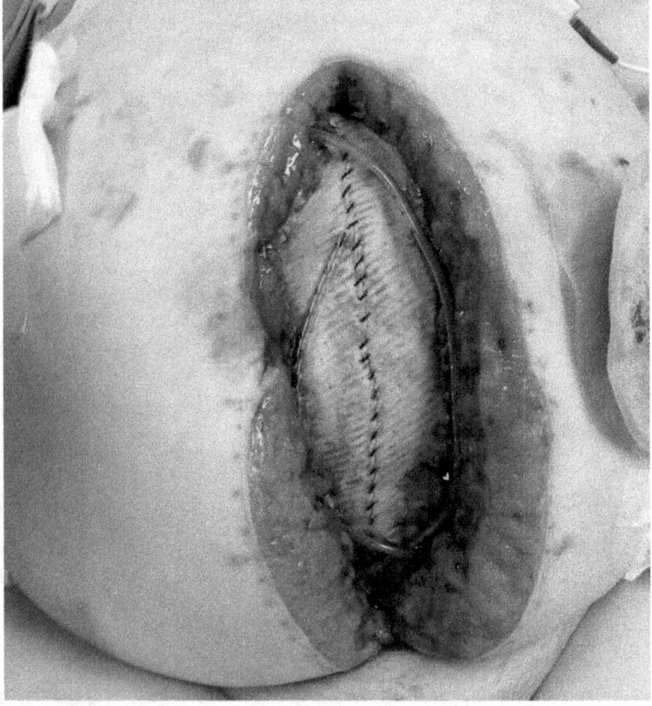

Figura 2. Cierre secuencial de la pared abdominal utilizando malla de PTFE para la preservación aponeurótica. Se añade presión negativa local (de la herida). (Por cortesía del Dr. R.G. Medrano, Hospital de la Santa Creu i Sant Pau, Barcelona.)

ciones (pancreatitis aguda, traumatismos, isquemia, etc.), provoca un aumento de la permeabilidad que favorece la pérdida de líquido intersticial hacia la luz intestinal y el espacio intersticial. Este aumento de la permeabilidad, junto a la disminución de la capacidad de reabsorción por parte de los sistemas linfático y venoso mesentérico, favorece un círculo vicioso con la acumulación de líquido en la cavidad abdominal, tanto peritoneal (ascitis o exudado) como intersticial (edema de asas) e intraluminal (distensión intestinal o íleo paralítico), lo cual provoca un aumento del volumen intraabdominal que, al superar la capacidad de distensión de la pared muscular del abdomen, conlleva la elevación de la PIA y la aparición de HIA o incluso de un SCA.[22]

Estudios experimentales con animales indican que la realización del cierre abdominal diferido con una técnica aspirativa o presión negativa transitoria disminuye la presencia de mediadores inflamatorios peritoneales (como el factor de necrosis tumoral α y las interleucinas 1β, 6 y 12), mejora la perfusión tisular, favorece la angiogénesis y la formación de tejido de granulación, y mejora la evolución. Sin embargo, hasta la fecha pocos datos provenientes de estudios clínicos permiten recomendar ampliamente esta tendencia para los pacientes con peritonitis secundarias o difusas graves, o con necesidad de reintervenciones múltiples.[22,29,37-39]

Actualmente no se recomienda la realización sistemática de laparotomías ni de relaparotomías en estos pacientes, debido a que se acompañan de graves y complejas complicaciones (p. ej., pérdida de domicilio, peritonitis plástica o fístulas enteroatmosféricas).[28,29] Entre las complicaciones más comunes que ocurren en estos pacientes destacan que sólo en aproximadamente el 52 % (intervalo del 31 % al 75 %) se logra un cierre primario de la pared abdominal (fascia-fascia), teniendo que utilizar mallas de sustitución u otras técnicas para el cierre abdominal, y que en aproximadamente el 16 % (intervalo del 6 % al 21 %) aparecen fístulas enteroatmosféricas, complicación grave y de difícil tratamiento, con prolongadas estancias hospitalarias y una mortalidad global del 30 %.[29]

4   Conclusiones

Como resumen de este capítulo, puede concluirse que la prevención y el tratamiento del SCA en los pacientes no traumáticos deben evaluarse individualmente, teniendo en cuenta las ventajas y los inconvenientes, pero que la decisión en el momento preciso salvará la vida de muchos de estos pacientes, y que la indecisión o el retraso en su realización llevará a muchos a un estado irreversible y a la muerte.

Bibliografía

1. Rangel-Frausto MS, Pittet D, Costigan M, Hwang T, Davis CS, Wenzel RP. The natural history of the systemic inflammatory response syndrome (SIRS). A prospective study. JAMA. 1995; 273: 117-23.

2. Marshall JC, Innes M. Intensive care unit management of intra-abdominal infection. Crit Care Med. 2003; 31: 2228-37.

3. Sihler KC, Nathens AB. Management of severe sepsis in the surgical patient. Surg Clin North Am. 2006; 86: 1457-81.

4. Byrnes MC, Beilman GJ. Adjunctive measures for treating surgical infections and sepsis. Surg Clin North Am. 2009; 89: 349-63, viii.

5. Dellinger RP, Levy MM, Carlet JM, Bion J, Parker MM, Jaeschke R, *et al.* Surviving Sepsis Campaign: international guidelines for management of severe sepsis and septic shock: 2008. Crit Care Med. 2008; 36: 296-327.

6. Pieracci FM, Barie PS. Management of severe sepsis of abdominal origin. Scand J Surg. 2007; 96: 184-96.

7. Rotondo MF, Zonies DH. The damage control sequence and underlying logic. Surg Clin North Am. 1997; 77: 761-77.

8. Stawicki SP, Brooks A, Bilski T, Scaff D, Gupta R, Schwab CW, *et al.* The concept of damage control: extending the paradigm to emergency general surgery. Injury. 2008; 39: 93-101.

9. Person B, Dorfman T, Bahouth H, Osman A, Assalia A, Kluger Y. Abbreviated emergency laparotomy in the non-trauma setting. World J Emerg Surg. 2009; 4: 41.

10. Waibel BH, Rotondo MF. Damage control for intra-abdominal sepsis. Surg Clin North Am. 2012; 92: 243-57-viii.

11. Perathoner A, Klaus A, Mühlmann G, Oberwalder M, Margreiter R, Kafka-Ritsch R. Damage control with abdominal vacuum therapy (VAC) to manage perforated diverticulitis with advanced generalized peritonitis – a proof of concept. Int J Colorectal Dis. 2010; 25: 767-74.

12. Jansen JO, Loudon MA. Damage control surgery in a non-trauma setting. Br J Surg. 2007; 94: 789-90.

13. Wilde JM, Loudon MA. Modified opsite sandwich for temporary abdominal closure: a non-traumatic experience. Ann R Coll Surg Engl. 2007; 89: 57-61.

14. Schecter WP, Ivatury RR, Rotondo MF, Hirshberg A. Open abdomen after trauma and abdominal sepsis: a strategy for management. J Am Coll Surg. 2006; 203: 390-6.

15. Asensio JA, Petrone P, Roldán G, Kuncir E, Ramicone E, Chan L. Has evolution in awareness of guidelines for institution of damage control improved outcome in the management of the posttraumatic open abdomen? Arch Surg. 2004; 139: 209-14; discussion 215.

16. Loveland JA, Boffard KD. Damage control in the abdomen and beyond. Br J Surg. 2004; 91: 1095-101.

17. Morgan K, Mansker D, Adams DB. Not just for trauma patients: damage control laparotomy in pancreatic surgery. J Gastrointest Surg. 2010; 14: 768-72.

18. Hammond KL, Margolin DA. Surgical hemorrhage, damage control, and the abdominal compartment syndrome. Clin Colon Rectal Surg. 2006; 19: 188-94.

19. Dellinger RP, Levy MM, Rhodes A, Annane D, Gerlach H, Opal SM, *et al.* Surviving sepsis campaign: international guidelines for management of severe sepsis and septic shock: 2012. Crit Care Med. 2013; 41: 580-637.

20. Matsumoto H, Mashiko K, Sakamoto Y, Kutsukata N, Hara Y, Yokota H. A new look at criteria for damage control surgery. J Nippon Med Sch. 2010; 77: 13-20.

21. Pérez D, Wildi S, Demartines N, Bramkamp M, Koehler C, Clavien P-A. Prospective evaluation of vacuum-assisted closure in abdominal compartment syndrome and severe abdominal sepsis. J Am Coll Surg [Internet]. 2007; 205: 586-92. Disponible en: http://eutils.ncbi.nlm. nih.gov/entrez/eutils/elink.fcgi?dbf rom=pubmed&id=17903734&ret mode=ref&cmd=prlinks

22. Plaudis H, Rudzats A, Melberga L, Kazaka I, Suba O, Pupelis G. Abdominal negative-pressure therapy: a new method in countering abdominal compartment and peritonitis – prospective study and critical review of literature. Ann Intensive Care. 2012; 2 (Suppl 1): S23.

23. Kirkpatrick AW, Roberts DJ, De Waele J, Jaeschke R, Malbrain MLNG, De Keulenaer B, *et al.*

Intra-abdominal hypertension and the abdominal compartment syndrome: updated consensus definitions and clinical practice guidelines from the World Society of the Abdominal Compartment Syndrome. Intensive Care Med. 2013; 39: 1190-206.

24. Waibel BH, Rotondo MF. Damage control in trauma and abdominal sepsis. Crit Care Med. 2010; 38 (9 Suppl): S421-30.

25. Bonanno F. Extending damage control philosophy to non-haemorrhagic situations: implications for a reclassification of shock states. ANZ J Surg. 2008; 78: 634-7.

26. Herbert GS, Steele SR. Acute and chronic mesenteric ischemia. Surg Clin North Am. 2007; 87: 1115-34, ix.

27. Oldenburg WA, Lau LL, Rodenberg TJ, Edmonds HJ, Burger CD. Acute mesenteric ischemia: a clinical review. Arch Intern Med. 2004; 164: 1054-62.

28. Leppäniemi AK. Laparostomy: why and when? Crit Care. 2010; 14: 216.

29. Horwood J, Akbar F, Maw A. Initial experience of laparostomy with immediate vacuum therapy in patients with severe peritonitis. Ann R Coll Surg Engl. 2009; 91: 681-7.

30. Björck M, Petersson U, Bjarnason T, Cheatham ML. Intra-abdominal hypertension and abdominal compartment syndrome in non-

trauma surgical patients. Am Surg. 2011; 77 (Suppl 1): S62-6.

31. Dambrauskas Z, Parseliūnas A, Maleckas A, Gulbinas A, Barauskas G, Pundzius J. Interventional and surgical management of abdominal compartment syndrome in severe acute pancreatitis. Medicina (Kaunas). 2010; 46: 249-55.

32. Seternes A, Myhre HO, Dahl T. Early results after treatment of open abdomen after aortic surgery with mesh traction and vacuum-assisted wound closure. Eur J Vasc Endovasc Surg. 2010; 40: 60-4.

33. Sörelius K, Wanhainen A, Acosta S, Svensson M, Djavani-Gidlund K, Björck M. Open abdomen treatment after aortic aneurysm repair with vacuum-assisted wound closure and mesh-mediated fascial traction. Eur J Vasc Endovasc Surg. 2013; 45: 588-94.

34. Loftus IM, Thompson MM. The abdominal compartment syndrome following aortic surgery. Eur J Vasc Endovasc Surg. 2003; 25: 97-109.

35. Barker DE, Kaufman HJ, Smith LA, Ciraulo DL, Richart CL, Burns RP. Vacuum pack technique of temporary abdominal closure: a 7-year experience with 112 patients. J Trauma. 2000; 48: 201-6; discussion 206-7.

36. Pliakos I, Papavramidis TS, Mihalopoulos N, Koulouris H, Kesisoglou I, Sapalidis K, *et al.*

Vacuum-assisted closure in severe abdominal sepsis with or without retention sutured sequential fascial closure: a clinical trial. Surgery. 2010; 148: 947-53.

37. Roberts DJ, Jenne CN, Ball CG, Tiruta C, Léger C, Xiao Z, *et al.* Efficacy and safety of active negative pressure peritoneal therapy for reducing the systemic inflammatory response after damage control laparotomy (the Intra-peritoneal Vacuum Trial): study protocol for a randomized controlled trial. Trials. 2013; 14: 141.

38. Cheatham ML, Demetriades D, Fabian TC, Kaplan MJ, Miles WS, Schreiber MA, *et al.* Prospective study examining clinical outcomes associated with a negative pressure wound therapy system and Barker's vacuum packing technique. World J Surg. 2013; 37: 2018-30.

39. Batacchi S, Matano S, Nella A, Zagli G, Bonizzoli M, Pasquini A, *et al.* Vacuum-assisted closure device enhances recovery of critically ill patients following emergency surgical procedures. Crit Care. 2009; 13: R194.

Capítulo 4

Técnicas de contención abdominal

G. Castellanos, A. Piñero, P. Alcaraz

Servicio de Cirugía General
Hospital Clínico Universitario
   Virgen de la Arrixaca
Universidad de Murcia
Murcia

Correspondencia:
Dr. Gregorio Castellanos
gcastellanos@ono.com

Sinopsis

La clave para el adecuado tratamiento de la hipertensión intra-abdominal pasa por la identificación precoz de los pacientes con riesgo y de sus consecuencias sobre los sistemas y órganos. En cualquier aumento importante de la presión intraabdominal, la descompresión del abdomen mejora la función orgánica y la supervivencia. El abordaje transabdominal permite la descompresión seguida de un cierre definitivo sin tensión, o en su defecto colocar un apósito temporal adecuado para dejar un abdomen abierto contenido. El objetivo de este capítulo es exponer las diferentes opciones de que se dispone para contener el abdomen abierto.

1   Introducción

La hipertensión intraabdominal (HIA) está presente en algunos pacientes graves ingresados en unidades de reanimación o de cuidados intensivos (UCI), y desempeña un papel primordial en el desarrollo del síndrome de disfunción multiorgánica. Se asocia a una alta morbimortalidad relacionada con los cambios fisiopatológicos, que se inician por alteraciones del flujo sanguíneo y terminan en fallo multiorgánico, abocando finalmente a un síndrome compartimental abdominal (SCA). La HIA constituye una fase de síntomas iniciales que preceden al desarrollo del SCA, y debe establecerse una clara distinción entre ambos términos, ya que no son iguales.[1] No todos los pacientes con HIA requieren una descompresión abdominal quirúrgica, pero su demora en presencia de SCA suele tener mal pronóstico, mientras que una descompresión adecuada mejora la función orgánica y la supervivencia.[2]

2   Abdomen abierto

2.1   Concepto

El abdomen abierto debe considerarse como una herida abdominal grande y compleja. El término «abdomen abierto contenido» implica que las asas intestinales están protegidas y retenidas por un apósito abdominal temporal de material no reactivo que sella herméticamente la herida. El abdomen abierto contenido está concebido como parte de un tratamiento integral en pacientes graves con riesgo, con importante patología intraabdominal, y en situaciones quirúrgicas complejas, por lo que las técnicas empleadas no deben utilizarse de manera sistematizada. Se pretende lograr un control del contenido abdominal y del exudado, preservar el defecto aponeurótico y retrasar el cierre primario de la pared cuando sea necesario o no pueda llevarse a cabo. Sus objetivos son una reconstrucción de la pared abdominal rápida y funcional, con una evaluación y un tratamiento individual en cada paciente, por un equipo multidisciplinario y en centros especializados con cirujanos o traumatólogos expertos, que asumirán las complicaciones asociadas, al no estar libre de importantes riesgos.[3]

2.2 Manejo

La clave del manejo del abdomen abierto está en aminorar el efecto de la respuesta inflamatoria intraperitoneal, lo que requiere la descompresión y el drenaje, mantener el equilibrio de la pared para impedir la tensión, la retracción y el daño al conjunto de piel, músculo y aponeurosis, proteger la piel de la maceración por la humedad, salvaguardar el contenido intraabdominal de la desecación y del medio ambiente, conservar una buena vascularización, estimular la granulación, y tratar la infección y el edema. El concepto de manejo total del abdomen abierto incluye conocer la fisiopatología de la HIA y del SCA, tener presentes las técnicas para lograr el cierre, controlar los complejos factores biológicos de la respuesta inflamatoria y de la cicatrización, considerar la mecánica de la pared, perseguir el hermetismo del cierre, minimizar las complicaciones, mejorar los resultados de las repercusiones locales y sistémicas, y la resucitación; en definitiva, buscar un enfoque de gestión integral con el uso de presión negativa.

El abdomen abierto contenido es de gran ayuda para el cierre de la pared abdominal, al disminuir los efectos de la HIA, prevenir el desarrollo de un SCA, permitir la expansión de la pared con una presión intraabdominal (PIA) elevada, facilitar el acceso al abdomen para su exploración, mantener la integridad de la aponeurosis y de la pared para el cierre, y permitir la cuantificación de las pérdidas del tercer espacio. En la actualidad, el abdomen abierto contenido profiláctico es una tendencia habitual tras laparotomías por traumatismos en pacientes intubados con signos de *shock* que necesitan reanimación masiva con fluidos, con múltiples lesiones de abdomen y pelvis, y en aquellos que requieran cirugía de control de daños.[4]

Debe diferenciarse claramente entre el abdomen abierto traumático (que precisa revisiones periódicas), el abdomen abierto empleado para descomprimir (que tras corregir la patología abdominal puede cerrase sin tensión) y el abdomen abierto séptico con HIA o SCA (que precipitará un síndrome de disfunción multiorgánica e hipoperfusión tisular). En este contexto, la gestión del abdomen abierto debe llevarse a cabo según el grado de afectación, teniendo en cuenta su clasificación estructural y dependiendo de la fase en que se encuentre.[5] Es aconsejable aplicar el siguiente esquema terapéutico:

- Fase aguda: descompresión en las primeras 24 a 48 horas. Inicialmente puede colocarse una bolsa de Bogotá si no se dispone en ese momento de presión negativa, para más tarde implantarla. Se estabilizará al paciente en la UCI con control de la PIA y de la presión de perfusión abdominal. En la valoración del cierre de la pared debe intentarse, en un principio, un cierre por planos sin tensión, y si no fuese posible se aplicará presión negativa con cambios cada 48 horas, vigilando la piel, la aponeurosis y el contenido abdominal.
- Fase intermedia: entre 48 horas y 10 días después, nueva valoración del cierre. Si se puede, se cierra por planos sin tensión, y si no es posible se sigue con presión negativa y cambios cada 48 horas. Desde este momento debe intentarse aproximar la pared aprovechando la expansión de los tejidos.
- Fase tardía reconstructiva: pasados 10 días de la descompresión, se evalúa el cierre por planos sin tensión. Si no se consigue, se continúa con presión negativa y estimulación del tejido de granulación para cubrir la posterior coraza abdominal con un injerto dermoepidérmico. Esta situación suele conducir a un complejo defecto ventral, que se corregirá a largo plazo colocando una matriz dérmica acelular de sustitución, asociada en caso necesario con una separación de componentes de la propia pared.[6]

3 Técnicas

Cualquier procedimiento de abdomen abierto contenido puede ser eficaz si se tiene presente el estado del paciente, los efectos de la HIA o del SCA, la disponibilidad del apósito para proteger el contenido abdominal, evitar la formación de adherencias entre las vísceras y la pared del abdomen, el drenaje y el control del exudado, facilitar la exploración, mantener la integridad de la pared sin emplear suturas a tensión, facilitar el cierre, evitar los riesgos de hernias ventrales, prevenir las fístulas enterocutáneas y atmosféricas, la sepsis y el síndrome de disfunción multiorgánica, y tener un adecuado coste-beneficio.

3.1 Aproximación y cierre de la piel

Puede emplearse en pacientes inestables con riesgo y necesidad de exploraciones en las primeras 24 a 48 horas. Se cierra la piel con pinzas, sin sellado hermético, lo que impide cuantificar las pérdidas y dificulta las exploraciones radiológicas. Puede usarse una sutura no reabsorbible continua, más hermética y radiotransparente, o en ocasiones cremalleras quirúrgicas. Es una técnica de contención provisional, que facilita el aumento del volumen abdominal con riesgo de SCA, no evita la retracción de los bordes musculoaponeuróticos y suele asociarse con fístulas intestinales.[7-9]

3.2 Coberturas plásticas tipo bolsa de Bogotá

Se confeccionan con una bolsa recolectora de orina de polivinilo estéril abierta, que hace las veces de pared abdominal al suturarla a la piel o la aponeurosis de manera continua con monofilamento. Se colocan drenajes aspirativos, y sobre ellos un apósito plástico adhesivo de poliuretano para sellar la herida. La cobertura plástica es coste-efectiva, flexible, no produce adherencias, previene la evisceración y es de fácil aplicación. Por su transparencia permite la inspección del contenido abdominal y, si es necesario, puede accederse al abdomen mediante una apertura central que se sutura tras la exploración.

Como desventajas, su fijación puede desgarrar la piel y la aponeurosis, no evita la retracción de los componentes de la pared, hay poco control de las pérdidas del tercer espacio por las fugas entre la sutura (lo que humedece la cama) y aumenta el riesgo de hipotermia. Está ampliamente aceptada como técnica inicial provisional en la prevención y el tratamiento de la HIA y del SCA, en pacientes tras grandes reanimaciones.[10,11]

En pacientes con sepsis intraabdominal grave, desnutridos y sometidos a múltiples intervenciones quirúrgicas, se ha empleado la bolsa de polietileno cubierta sólo por la piel. Se coloca sin fijación por debajo del peritoneo, envolviendo todo el contenido intraabdominal, y se exterioriza a través de una incisión en la parte inferior de la herida. Funciona como un sistema de drenaje por capilaridad de toda la cavidad abdominal, permite cuantificar las pérdidas, no evita la retracción de la aponeurosis, tiene riesgos de desarrollar fístulas intestinales y condiciona una hernia ventral gigante.[12]

3.3   Cierre temporal abdominal con Wittmann patch®

Está compuesto por dos láminas de un polímero de alta resistencia, que se fijan a los bordes musculoaponeuróticos de la herida. Una de ellas está perforada para facilitar la exudación y la otra es adhesiva, con un velcro que permite el sellado, la apertura y la aproximación progresiva de los bordes. Se acompaña de drenaje aspirativo, esponja, compresa y un apósito plástico adhesivo transparente de poliuretano para sellar.[13,14]

3.4   Equipo de descarga y contención

Lo forman dos placas ovales de polietileno con una almohadilla de espuma y un hilo con monofilamentos de acero recubiertos de polietileno *(Ventrofil®)*. La sutura se inicia y se termina lejos de la herida, colocándola tangencialmente a la pared abdominal, la aponeurosis y la musculatura, sin incluir el peritoneo. Las dos placas sobre las que se apoya la tensión del hilo garantizan que la tensión en la pared se transmita adecuadamente y sea absorbida por las placas, facilitando una progresiva aproximación de la pared. A veces son útiles las incisiones de descarga y relajación en los flancos, o la separación de componentes para aproximar los bordes.[6,15] La contención de las vísceras se lleva a cabo colocando una prótesis bicapa no reabsorbible de polipropileno biocompatible, con su cara interna recubierta de silicona, fijada con puntos a la aponeurosis, y dos drenajes laterales. Este equipo puede acoplarse con una presión negativa, colocada sobre una interfase de silicona perforada para proteger las vísceras[16] (véase la figura 1).

3.5 *Cierre dinámico*

El sistema *Abra®* utiliza un juego de anclajes y elastómeros que aproximan gradualmente los bordes de la herida. La tensión puede ajustarse, en función de lo que se pretenda, para estabilizar la herida con retracción de los márgenes, reducir su tamaño o cerrarla. Todos los componentes del sistema actúan al mismo tiempo: los anclajes reparten el peso y la tensión a lo largo del margen de la herida, y los elastómeros de silicona proporcionan la tracción adecuada para su manejo y cierre. El sistema puede compaginarse con una presión negativa aplicada sobre una interfase que cubra las vísceras. Entre sus beneficios destacan el control de la retracción de los bordes y de la PIA, la reducción del edema, el control de la pérdida de domicilio del contenido intestinal, y el menor tamaño de la herida, que permite el cierre sin mallas ni injertos y previene secuelas y recidivas.[17,18] Este sistema está indicado en defectos con gran retracción de los tejidos blandos, con la ventaja de recuperar la posibilidad de un cierre primario definitivo.

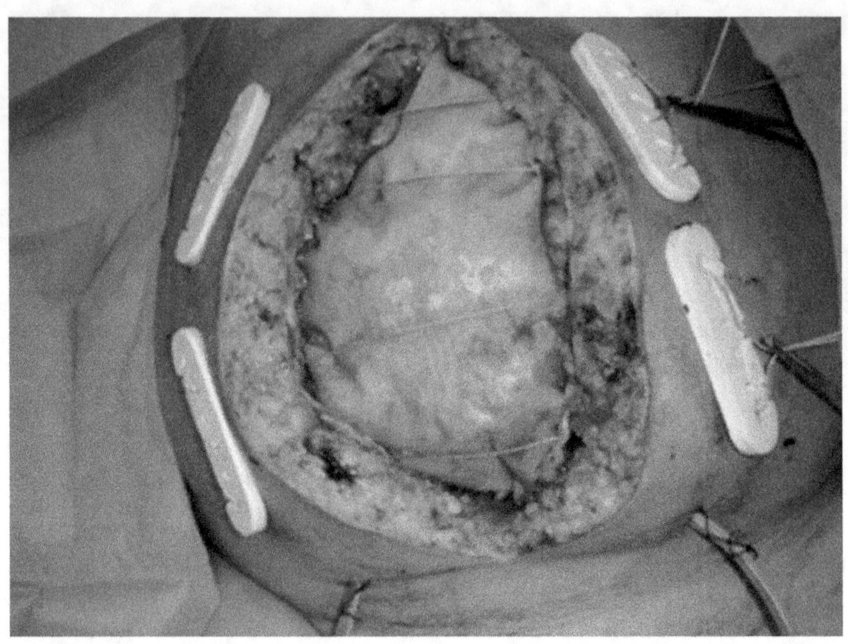

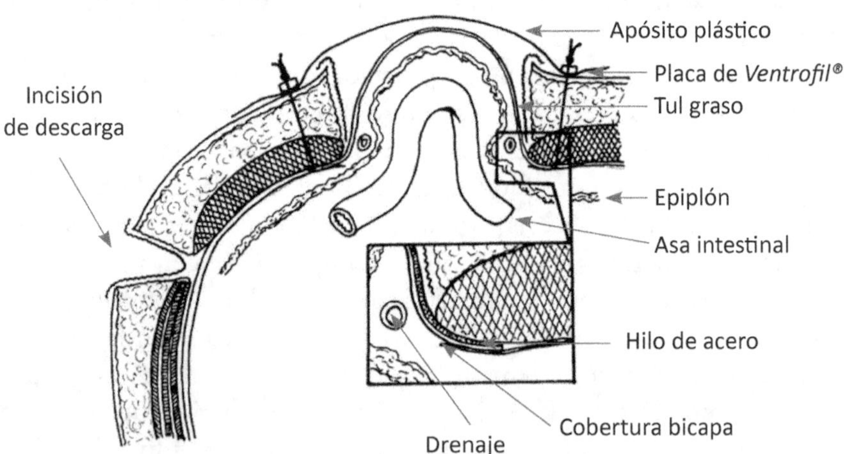

Figura 1. Imagen y esquema de abdomen abierto con prótesis bicapa de polipropileno. Descarga y contención con *Ventrofil®*.
(Foto por cortesía del Dr. G. Castellanos.)

3.6   Cierre en sándwich

Se cubre el defecto de la pared con una malla de polipropileno sujeta por una sutura continua a la aponeurosis, y sobre ella se colocan dos drenajes con aspiración y un apósito plástico de poliuretano adhesivo transparente.[19]

3.7   Técnica de vacío (Brock) y modificación de sándwich-vacío (Navsaria)

Se emplea una bolsa plástica tipo Bogotá, fijada con puntos sueltos a la vaina del recto, para evitar retracciones de la pared. Entre la bolsa y la pared se colocan dos drenajes conectados en Y a presión negativa continua entre 120 y150 mmHg. La pared se reviste con un apósito graso, y toda la herida se tapa con un plástico de poliuretano adhesivo transparente.[20,21]

3.8   Cierre con prótesis o coberturas bicapa siliconadas

Se colocan entre los bordes separados de la aponeurosis para impedir la evisceración y el SCA, cuando no puede llevarse a cabo un cierre precoz de la aponeurosis. La interposición de epiplón entre las vísceras y el material protésico disminuye el riesgo de formación de fístulas, a no ser que se use un material bicapa siliconado cuya superficie de contacto impide la adhesión con el intestino. Nosotros empleamos una prótesis bicapa no reabsorbible de polipropileno biocompatible, con su cara interna recubierta de silicona. Colocamos la cara siliconada por encima de las asas, previamente cubiertas, si es posible, por el epiplón mayor, y dejamos dos drenajes aspirativos laterales para evacuar el exudado seroso que se acumula. La prótesis se sutura de manera continua, sin tensión, al peritoneo y la aponeurosis posterior del recto con sutura sintética no reabsorbible de monofilamento de polipropileno. Se cubren los bordes de la pared con un tul graso y toda la laparotomía con un apósito plástico de poliuretano adhesivo transparente. Si se infecta la prótesis, a ser posible debe retirarse y aplicar un cierre asistido con presión negativa.[22]

3.9   Técnica de cierre con vacío (Barker)

Esta técnica está diseñada para un cierre rápido de la pared abdominal, aplicando aspiración y control del exudado intraabdominal. Se pone una lámina fenestrada de polietileno no adherente entre las asas y el peritoneo parietal anterior, se cubre con compresas quirúrgicas estériles húmedas o esponja de poliuretano, se dejan dos drenajes de silicona sellando la herida con un apósito adhesivo plástico de poliuretano transparente, y se aplica una aspiración continua a 100-150 mmHg de presión negativa. Si se produce un SCA recidivante puede cortarse el vendaje adhesivo superior, permitir la expansión abdominal y luego colocar otro adhesivo plástico. Es eficaz, y entre sus ventajas destacan un control preciso del volumen de drenaje, limpieza de la herida, evita la retracción de los bordes musculoaponeuróticos, hace posible el cierre definitivo de la pared, al no utilizar suturas no hay traumatismo mecánico de los tejidos, disminuye la probabilidad de lesiones en las asas intestinales, y mantiene la presión negativa en el apósito y el abdomen.[23]

3.10   Técnicas de cierre asistido por vacío con presión negativa

Se sustentan en la teoría de que al aplicar una tensión mecánica sobre los tejidos se produce angiogénesis y crecimiento de los tejidos. Su beneficio radica en un tratamiento integrado por dos mecanismos de acción: la macrotensión, generada en los tejidos por un apósito con esponja de poliuretano o polivinil-alcohol que se contrae con la presión negativa y aproxima los bordes, elimina el exudado, reduce el edema tisular y favorece la perfusión; y la microtensión, que provoca un estiramiento de las células que condiciona un aumento de los fibroblastos, la formación y la división de nuevas células, y un rápido crecimiento del tejido de granulación. Los fibroblastos migrarán a la zona de la herida y desplazarán nuevas células a la superficie de ésta, estimulando la angiogénesis y la producción de tejido de granulación. La evidencia disponible permite afirmar que es el mejor método y el de elección para el abdomen abierto contenido.[24,25]

El cierre asistido con vacío *(VAC®)* es una tecnología no invasiva, un sistema dinámico con dispositivo de retroalimentación que genera presión subatmosférica a través de un apósito reticulado de esponja de poliuretano, permitiendo la expansión del contenido abdominal sin aumentar la PIA y aspirando el exudado intraabdominal. La presión negativa se controla con una bomba de aspiración asistida que mantiene una presión constante de 125 mmHg, a través de la superficie de la herida. La aplicación de presión negativa a la herida permite un empuje radial uniforme, con una distribución equitativa de la fuerza sobre la propia herida. El resultado es un incremento del flujo sanguíneo, una reducción de la tensión de la pared abdominal y del tamaño del defecto, una disminución del edema intestinal y la movilización de sustancias proinflamatorias acumuladas en el abdomen. Sus beneficios en el abdomen abierto contenido son evidentes, pues disminuye los cambios de apósitos, presenta una baja contaminación bacteriana, estimula la curación y la granulación, se mejora el control de los líquidos del tercer espacio, disminuye la tensión y facilita el cierre de la pared.

Actualmente se dispone de dispositivos de presión negativa con nuevos apósitos abdominales específicos para el abdomen abierto contenido *(ABThera®)*, compuestos por una lámina fenestrada de poliuretano con esponja encapsulada no adherente que se coloca entre las asas y el peritoneo para evitar las adherencias al intestino, y otra esponja de poliuretano sobre la lámina fenestrada con apósito adhesivo y sistema de aspiración, sellando todo el abdomen abierto

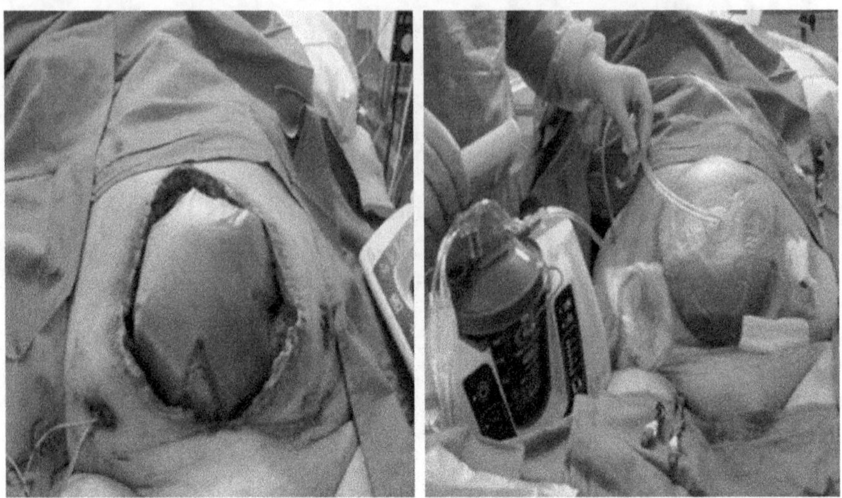

Figura 2. Apósito abdominal específico para el abdomen abierto contenido *(ABThera®)*. (Fotos por cortesía del Dr. G. Castellanos.)

con un apósito plástico de poliuretano transparente. Están indicados para el manejo del abdomen séptico, en laparatomías que precisan exploraciones repetidas, en pacientes con abdómenes tensos tras reanimación masiva o cirugía abdominal mayor con riesgo de SCA, y en el control de daños[26] (véase la figura 2).

Cabe destacar, para el cierre abdominal asistido por vacío con presión negativa, la presión negativa con instilación, *VAC®* y *Ulta™ VeraFlo™*, un sistema integrado de tratamiento con dos modalidades en una sola unidad terapéutica. El *kit* de instilación y granulación *Ulta™ VeraFlo™*, y el de instilación indicado en heridas tunelizadas y localizadas de difícil acceso *VeraFlo™ Cleanse,* están compuestos por apósitos hidrófobos de espuma con poros abiertos de muy altas resistencia y densidad. Facilitan la difusión de las soluciones salinas, antisépticas, bactericidas, analgésicas o desbridantes enzimáticas, de instilación tópica, y garantizan una distribución equilibrada de la presión negativa en el lecho de la herida. Los apósitos se conectan a una unidad terapéutica, a través de un sensor de presión que mide la presión negativa en la herida. La instilación está indicada en los pacientes que puedan beneficiarse del drenaje asistido por vacío y de la administración de soluciones tópicas sobre la herida, lo que disminuye la infección de los tejidos blandos, aumenta la perfusión sanguínea y la velocidad de formación del tejido de granulación, proporciona un entorno cerrado de cicatrización en ambiente húmedo, y disminuye la tensión en los bordes de la herida[27-29] (véase la figura 3).

Otros *kits* disponibles para el abdomen, con diferentes características técnicas, son *Renasys™ Ez plus* con sistema de aspiración blando y *VivanoMed®*.

Comparando distintas modalidades de cierre abdominal en el abdomen abierto, es evidente que los sistemas dinámicos, como el *VAC®*,

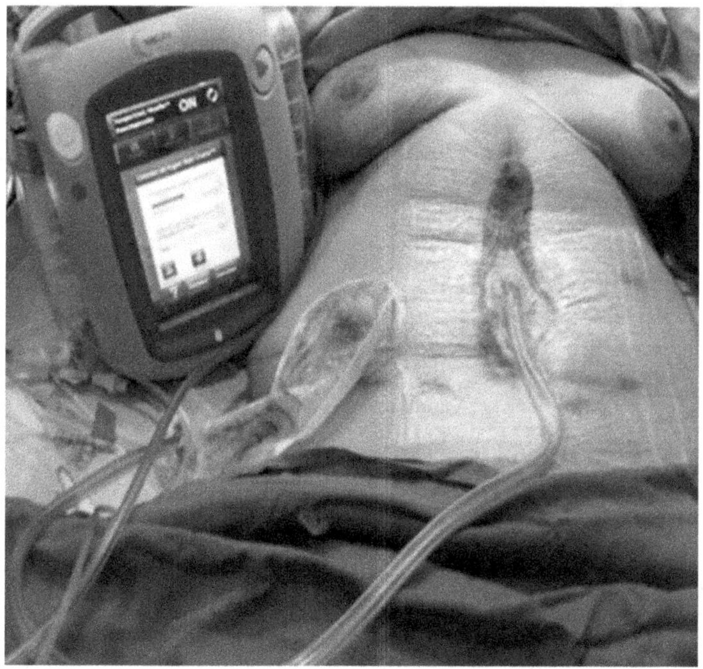

Figura 3. Abdomen abierto con sepsis intraabdominal grave, tratado con *VAC®* y *Ulta™ VeraFlo™*. (Foto por cortesía del Dr. G. Castellanos.)

aportan más eficacia y mejores resultados al proteger el contenido intestinal, minimizar la retracción aponeurótica, reducir el edema, controlar las pérdidas, mejorar la cicatrización, obtener mejores o más altas tasas de cierre primario, reducir las complicaciones, ser efectivos ante las infecciones y lograr índices de mortalidad más bajos.[30-32]

Bibliografía

1. Ivatury RR, Cheatham ML, Malbrain MLNG, Sugrue M, editores. Abdominal compartment syndrome. Georgetown: Landes Biosciences; 2006.

2. Castellanos G, Piñero A. Síndrome compartimental abdominal. En: Carbonell F, Moreno A, editores. Eventraciones. Otras hernias de pared y cavidad abdominal. Valencia: Gráfiques Vimar; 2012. p. 785-800.

3. Campbell A, Chang M, Fabian T, Franz M, Kaplan M, Moore F, *et al.* Management of the open abdomen: from initial operation to definitive closure. Am Surg. 2009; (Suppl 75): 1-226.

4. Kaplan MJ. Management of the open abdomen: a comprehensive management approach. Webcast March 30, 2011. Madrid: KCI Clinic España S.L.

5. Björck M, Bruhin A, Cheatham M, Hinck D, Kaplan M, Manca G, *et al.* Classification, an important step to improve the management of patients with an open abdomen. World J Surg. 2009; 33: 1154-7.

6. Ramírez OM, Ruas E, Dellon AL. "Component separation" method for closure of abdominal wall defects; an anatomic and clinical study. Plast Recontr Surg. 1990; 86: 519-26.

7. Tremblay LN, Feliciano DV, Schmidt J, Cava RA, Tchorz KM, Ingram WL, *et al.* Skin only or silo closure in the critically ill patients with an open abdomen. Am J Surg. 2001; 182: 670-5.

8. Smith PC, Tweddell JS, Bessey PQ. Alternative approaches to abdominal wound closure in severely injured patients with massive visceral edema. J Trauma. 1992; 32: 16-20.

9. Meldrum DR, Moore FA, Moore EE, Franciose RJ, Sauaia A, Burch JM. Prospective characterization and selective management of the abdominal compartment syndrome. Am J Surg. 1997; 174: 667-72.

10. Manterola C, Moraga J, Urrutia S. Laparostomía contenida con bolsa de Bogotá. Resultados de una serie de casos. Cir Esp. 2011; 89: 379-85.

11. Quyn AJ, Johnston C, Hall D, Chambers A, Arapova N, Ogston S, *et al.* The open abdomen and temporary abdominal closure systems – historical evolution and systematic review. Colorectal Dis. 2012; 14: 429-38.

12. De la Fuente M, Robledo F, Mier J, Martínez J. Cierre temporal de la pared abdominal con polietileno. Cir Ciruj. 2002; 70: 157-63.

13. Wittman DH, Aprahamian C, Bergstei JM. Etappen lavage: advanced diffuse peritonitis managed by planned multiple laparotomies utilizing zippers, slide fastener and Velcro analogue for temporary abdominal closure. World J Surg. 1990; 14: 218-26.

14. Reimer MW, Yelle JD, Reitsma B, Doumit G, Allen MA, Bell MS. Management of open abdominal wounds with a dynamic fascial closure system. Can J Surg. 2008; 51: 209-14.

15. Castellanos G, Piñero A, Fernández JA. La hipertensión intraabdominal y el síndrome compartimental abdominal: ¿qué debe saber y cómo debe tratarlos el cirujano? Cir Esp. 2007; 81: 4-11.

16. Koniaris LG, Hendrickson RJ, Drugas G, Abt P, Schoeniger LO. Dynamic retention: a technique for closure of the complex abdomen in critically ill patients. Arch Surg. 2001; 136: 1359-63.

17. Verdam FJ, Dolmans DE, Loos MJ, Raber MH, de Wit RJ, Charbon JA, *et al.* Delayed primary closure of the septic open abdomen with a dynamic closure system. World J Surg. 2011; 35: 2348-55.

18. Haddock C, Konkin DE, Blair NP. Management of the open abdomen with the abdominal reapproximation anchor dynamic fascial closure system. Am J Surg. 2013; 205: 528-33.

19. Schein M, Saadia R, Jamieson JR, Decker GA. The sandwich technique in the management of the open abdomen. Br J Surg. 1986; 73: 369-70.

20. Brock WB, Barker DE, Bums RP. Temporary closure of open abdominal wounds: the vacuum pack. Am Surg. 1995; 61: 30-5.

21. Navsaria PH, Bunting M, Omoshoro-Jones J, Nicol AJ, Kahn D. Temporary closure of open abdominal wounds by the modified sandwich-vacuum pack technique. Br J Surg. 2003; 90: 718-22.

22. Acosta S, Bjamason T, Petersson U, Palsson B, Wanhainen A, Svensson M, *et al.* Multicentre prospective study of fascial closure rate after open abdomen with vacuum and mesh-mediated fascial traction. Br J Sur. 2011; 98: 735-43.

23. Barker DE, Kaufman HJ, Smith LA, Ciraulo DL, Richart CL, Bums RP. Vacuum pack technique of temporary abdominal closure: a 7 year experience with

112 patients. J Trauma. 2000; 48: 201-6.

24. Boele van Hensbroek P, Wind J, Dijkgraaf MGW, Busch ORC, Carel Goslings J. Temporary closure of the open abdomen: a systematic review on delayed primary fascial closure in patients with an open abdomen. World J Surg. 2009; 33: 199-207.

25. Pérez D, Wildi S, Demartines N, Bramkamp M, Koehler C, Clavien PA. Prospective evaluation of vacuum-assisted closure in abdominal compartment syndrome and severe abdominal sepsis. J Am Coll Surg. 2007; 205: 586-92.

26. Kaplan M, Banwell P, Orgill DP. Guidelines for the management of the open abdomen. Wounds. 2005; 17 (Suppl): 1-24.

27. NcNulty AK, Nguyen K. What is the benefit of instillation therapy? Int J Low Extrem Wounds. 2010; 9: 68-9.

28. Schintler MV, Prandl EC, Kreuzwirt G, Grohman MR, Spendel S, Scharnagl E. The impact of VAC instill in severe soft tissue infections and necrotizing fasciitis. Infection. 2009; 37: 31-2.

29. Reith HB. The application of instillation combined with vacuum therapy in visceral surgery. Infection. 2009; 37:41-2.

30. Cheatham ML, Demetriades D, Fabian TC, Kaplan MJ, Miles WS, Schreiber MA, *et al.* Prospective study examining clinical outcomes associated with a negative pressure wound therapy system and Barker's vacuum packing technique. World J Surg. 2013; 37: 2018-30.

31. Navsaria P, Nicol A, Hudson D, Cockwill J, Smith J. Negative pressure wound therapy management of the "open abdomen" following trauma: a prospective study and systematic review. World J Emerg Surg. 2013; 8: 4.

32. Miller PR, Meredith JW, Johnson JC, Chang MC. Prospective evaluation of vacuum-assisted fascial closure after open abdomen: planned ventral hernia rate is substantially reduced. Ann Surg. 2004; 239: 608-14.

Capítulo 5

Tratamiento médico del paciente grave con abdomen abierto

P. López Garzón, I. Morán Chorro, L. Marruecos Sant, J. Mancebo Cortés

Servicio de Medicina Intensiva
Hospital de la Santa Creu i Sant Pau
Universitat Autònoma de Barcelona
Barcelona

Correspondencia:
Dr. Jordi Mancebo Cortés
jmancebo@santpau.cat

Sinopsis

El abdomen abierto en el paciente grave es el resultado de una cirugía visceral realizada en situaciones complejas (politraumatismo, patología vascular, patología visceral abdominal, etc.) y que con frecuencia requiere un enfoque multidisciplinario. Debido a la gravedad intrínseca de la causa desencadenante y a la necesidad de recurrir a tratamientos de soporte vital y de sustitución artificial de órganos, estos pacientes suelen ingresar en los servicios de Medicina Intensiva en el periodo posquirúrgico. Un tratamiento tanto sintomático como etiológico iniciado lo más precozmente posible es clave para obtener buenos resultados. La complejidad del escenario clínico implica que los soportes hemodinámico, respiratorio, nutricional, renal, hematológico e infeccioso, fundamentalmente, deban realizarse de forma simultánea y bien coordinada. Las estrategias terapéuticas, por tanto, han de dirigirse a maximizar los beneficios y minimizar los riesgos, con el objetivo de que el tratamiento quirúrgico tenga unos resultados finales óptimos para los pacientes. En este capítulo se exponen de una manera sucinta los aspectos más importantes del tratamiento médico de estos pacientes durante su estancia en el servicio de medicina intensiva.

1   Introducción

La cirugía de control de daños es un recurso quirúrgico para el abordaje de la patología abdominal que puede cursar con hipertensión intraabdominal (HIA). Parte de ella consiste en dejar el abdomen abierto con la finalidad de estabilizar las constantes del paciente y evitar las complicaciones de una cirugía prolongada. De forma diferida y bajo las condiciones médico-quirúrgicas adecuadas, se reinterviene para el cierre abdominal. En sus inicios esta técnica se empleó en el paciente con politraumatismo grave, pero en la actualidad también se utiliza en otras situaciones (peritonitis, pancreatitis aguda, isquemia intestinal y patología vascular abdominal aguda) que se asocian a una gran morbimortalidad.[1-3] La tabla 1 recoge las fases médico-quirúrgicas de la cirugía de control de daños.[4]

Básicamente, la cirugía de control de daños está indicada cuando se presentan los signos que conforman la llamada «tríada de la muerte»: acidosis metabólica (pH $< 7,3$), hipotermia ($< 35\,°C$) y persistencia de sangrado no controlable de manera mecánica que requiere politransfusión (> 10 unidades de glóbulos rojos) con más de 90 minutos de cirugía.[1] La tabla 2 resume las indicaciones para dejar el abdomen abierto en la cirugía de control de daños.[3,5]

Aunque no existen estudios aleatorizados que demuestren la superioridad del tratamiento mediante abdomen abierto frente

Fase 1	Fase 2	Fase 3	Fase 4	Fase 5
Laparotomía y abdomen abierto de emergencia para el control de la hipertensión intraabdominal, la hemorragia o la infección	Resucitación precoz en el servicio de Medicina Intensiva	Segunda exploración quirúrgica con posibilidad de cierre definitivo o persistencia del abdomen abierto	Control y manejo del abdomen abierto	Cierre diferido de la pared abdominal

Tabla 1. Fases de la cirugía de control de daños.[4]

a la laparotomía convencional, ni tan siquiera en el paciente con politraumatismo,[6] numerosos estudios clínicos promulgan sus ventajas.[3,4,7] Sin embargo, la interpretación de los resultados de estos estudios se ve limitada por la heterogeneidad de los pacientes y la patología incluida, las técnicas quirúrgicas empleadas y las diferencias en el tratamiento médico intensivo.

En los servicios de Medicina Intensiva se llevará a cabo la estabilización precoz de estos pacientes (fase 2), así como la monitorización y el tratamiento del paciente con abdomen abierto (fase 4).[4] Es

- Patología abdominal que cursa con síndrome compartimental abdominal agudo asociado a disfunción multiorgánica
- Alto riesgo de desarrollar síndrome compartimental abdominal, en particular si presenta acidosis, hipotermia, resucitación masiva con líquidos (>15 l) y politransfusión
- Cirugía abdominal que asocie necesidad de contención mecánica (taponamiento) por sangrado o necesidad de reintervención en caso de peritonitis grave
- A considerar en el tratamiento de la pancreatitis necrosante

Tabla 2. Indicaciones del abdomen abierto.[3,5]

básico seguir un enfoque multidisciplinario, en el que una adecuada y continua atención especializada por personal entrenado en Medicina Intensiva es crucial para mejorar el pronóstico.[8,9]

Esquemáticamente, el tratamiento médico de estos pacientes se centrará en la estabilización hemodinámica, el empleo adecuado de hemoderivados, el recalentamiento en caso de hipotermia, el control de los diversos factores que pueden desencadenar y perpetuar la acidosis metabólica, y el resto de los aspectos de la atención de cualquier paciente grave (ventilación mecánica, antibioticoterapia, nutrición, etc.). Todo lo anterior ha de individualizarse en función de la patología principal que indicó la cirugía de control de daños y del estado clínico «instantáneo» del paciente. Dadas la complejidad y las particularidades del tratamiento clínico de estos pacientes, se desarrollan aquí de manera desglosada los principales aspectos a considerar.

2   Estabilización hemodinámica

El objetivo de la estabilización hemodinámica es conseguir una adecuada perfusión de los tejidos y la normalización de las constantes vitales. Para este fin se requiere una óptima monitorización hemodinámica, que debe individualizarse según el estado del paciente, la disponibilidad de recursos y la experiencia del clínico. Paralelamente, es básico poner en práctica todas las medidas necesarias para la corrección tanto de la hipotermia como de la acidosis.

Actualmente se desaconseja la monitorización de la presión venosa central para guiar la respuesta a la reposición de volumen.[10,11] La monitorización dinámica (p. ej., ecocardiografía, gasto cardíaco, delta de presión de pulso, etc.) se considera la más adecuada para guiar el tratamiento hemodinámico.[12] Los cambios inducidos en el gasto cardíaco o en la onda de pulso arterial tras la elevación pasiva de las piernas es una maniobra no invasiva, rápida y fácil de realizar, tanto en respiración espontánea como en ventilación mecánica invasiva, para valorar la respuesta a la reposición del volumen y dirigir la fluidoterapia.[13] La monitorización de marcadores biológicos, como el aclaramiento de lactato en 24 horas, es útil como factor pronóstico independiente de mortalidad a 28 días en el paciente con sepsis o *shock* séptico.[14] La determinación seriada del ácido láctico es de utilidad para monitorizar la hipoxia tisular y el metabolismo anaeróbico.[15]

Respecto a la reposición de la volemia, la evidencia científica actual muestra que el empleo de almidones (en su mayoría derivados de la albúmina) se asocia a mayor mortalidad (en particular en los pacientes con politraumatismo), una incidencia más alta de insuficiencia renal, alteración de la estabilidad del coágulo y más costes.[16-18] Por todo ello, los cristaloides son los líquidos de elección.[18] El cristaloide universal es la solución salina fisiológica (0,9 %), pero hay que tener en cuenta sus principales efectos secundarios: la hipernatremia y la acidosis hiperclorémica (esta última debe evitarse en el paciente con acidosis metabólica). Por ello es recomendable alternar la solución salina convencional con otros cristaloides más isosmolares y equilibrados, puesto que un uso restrictivo de solución salina fisiológica al 0,9 % se ha asociado a menor incidencia de acidosis hiperclorémica, fallo renal agudo y necesidad de terapia sustitutiva renal.[19]

Asociados a la reanimación hídrica, en los casos en que persista el estado de *shock,* vasodilatación y disfunción cardíaca, pueden ser necesarios fármacos vasoconstrictores que aumenten la presión arterial e inotrópicos positivos que mejoren la contractilidad miocárdica. El fármaco de elección es la noradrenalina, puesto que la dopamina se ha relacionado con arritmias graves.[20] En los pacientes con *shock* séptico que no responde a volumen, la asociación de adrenalina y noradrenalina puede aumentar las cifras de presión arterial, pero eleva el lactato y empeora la acidosis metabólica, principalmente por vasoconstricción del lecho esplácnico. La asociación de dobutamina y noradrenalina, aunque no empeora la acidosis láctica, tampoco ha conseguido un menor tiempo de estabilización hemodinámica o de recuperación de la disfunción orgánica.[21] En los pacientes con *shock* séptico, una función cardíaca aceptable (índice cardíaco > 2,5 l/m^2) y persistencia de los signos clínicos de hipoperfusión periférica, el empleo de dobutamina (respecto a placebo) no mejora los parámetros de perfusión periférica, como la microcirculación sublingual, el aclaramiento de lactato o la saturación venosa mixta, a pesar de aumentar el índice cardíaco, la frecuencia cardíaca y la fracción de eyección ventricular izquierda.[22]

El uso de corticosteroides no se ha asociado con una menor mortalidad y sí con un aumento de las infecciones.[23] Debe valorarse su uso en dosis de estrés para el tratamiento de una posible insuficiencia suprarrenal relativa en el paciente grave con persistencia del *shock*, tras una resucitación hídrica adecuada y con un soporte vasopresor elevado.

3   Corrección de la hipotermia

La hipotermia (temperatura central < 35 °C) que se presenta en la mayoría de los casos de cirugía de control de daños es de origen secundario. Está condicionada por el tiempo quirúrgico, la apertura abdominal, la reanimación con líquidos y hemoderivados, y la hipoperfusión por el *shock*. Por esto, el intervalo de temperaturas que podemos observar es amplio y se hace necesaria la monitorización de la temperatura central (en nuestra experiencia preferiblemente con termómetro esofágico), pues los sensores periféricos pueden inducir a error. La hipotermia, entre otros efectos, puede disminuir la fracción de eyección y la frecuencia cardíaca, aumentar las resistencias vasculares, alterar el metabolismo tisular, aumentar el consumo de oxígeno, aumentar la fibrinólisis, producir disfunción plaquetaria y alterar la función renal y el aclaramiento de fármacos.[24] La evidencia científica actual apoyaría el mantenimiento de una hipotermia moderada (33-34 °C) en los casos asociados a parada cardíaca por fibrilación ventricular.[25] Para el recalentamiento existen técnicas pasivas y dispositivos activos que se emplean según el grado de hipotermia y su disponibilidad.[26] El recalentamiento será de entre 0,5 y 1 ºC a la hora; hacerlo más rápido puede generar vasodilatación y empeorar el estado de vasoplejía. Es recomendable el uso de calentadores para los líquidos de infusión y de la sangre de retorno al paciente durante el empleo de técnicas extracorpóreas de reemplazo renal,[26] así como para el calentamiento activo de los gases durante la ventilación mecánica.[27]

Puesto que todos estos pacientes están sometidos a ventilación mecánica, consideramos que lo más práctico es interpretar las gasometrías a 37 ºC (sin corregir al introducir la muestra en el analizador) y modificar la ventilación alveolar para mantener la normocapnia;[28] deben corregirse el resto de los factores metabólicos que pudieran estar modificando el resultado del equilibrio ácido-base arterial.

4　Corrección de la acidosis

La acidosis metabólica es un marcador independiente de gravedad que se asocia a un aumento de la mortalidad.[1] Así como la temperatura, el pH es condicionante para una correcta coagulación y para los procesos metabólicos. La sintomatología de la acidosis metabólica grave es amplia, con independencia de la causa que la produzca, y puede afectar a diversos órganos. Destaca la afectación cardiocirculatoria, con depresión de la contractilidad cardiaca, tendencia a la arritmia e incremento de las resistencias vasculares pulmonares con predisposición a edema agudo de pulmón. Además, hay una menor respuesta vascular a las catecolaminas tanto endógenas como exógenas. Entre los síntomas respiratorios, produce hiperventilación, fatiga muscular y disnea.[29]

Aunque la principal causa de la acidosis en estos pacientes es el *shock,* y la lactacidemia asociada, deben tenerse en cuenta otras causas que pueden estar sobreañadidas (cetoacidosis diabética, intoxicaciones, fallo hepático o renal), así como la acidosis mixta en un contexto de afectación respiratoria y pulmonar.[30]

El tratamiento específico de la causa desencadenante, la estabilización hemodinámica y la normalización de la temperatura son las principales formas de corregir la acidosis metabólica. El tratamiento sintomático con bicarbonato sódico está indicado con un pH inferior a 7,10 o 7,20, o en presencia de disfunción orgánica o síntomas graves atribuibles propiamente a la acidosis (aunque el pH esté por encima del valor citado). Los principales efectos adversos asociados al empleo de bicarbonato sódico son la hipernatremia y la hipervolemia. Otras sustancias estudiadas para la corrección de la acidosis, como el carbicarb, el tris(hidroximetil)aminometano y el tribonat, no han demostrado superioridad frente al bicarbonato sódico y, por el contrario, se han asociado a numerosos efectos adversos.[30]

5   Coagulación y transfusión

La coagulopatía es uno de los principales condicionantes a la hora de tomar la decisión de dejar el abdomen abierto. En paralelo a la normalización del pH y la temperatura, se ha de corregir la coagulación. Puesto que las necesidades de transfusión suelen ser altas, resumimos en la tabla 3 las recomendaciones de la Sociedad Española de Medicina Intensiva y Unidades Coronarias, y de las guías europeas del *Multidisciplinary Task Force for Advanced Bleeding Care in Trauma*.[31,32]

Una de las principales complicaciones en el paciente con politransfusión es la lesión pulmonar aguda relacionada con la transfusión (TRALI, *transfusion-related acute lung injury)*. Su incidencia es de hasta un 15 % y se define como una lesión pulmonar aguda no cardiogénica, que aparece en las seis horas posteriores a la transfusión en ausencia de otro factor de riesgo para desarrollar lesión pulmonar aguda. Los pacientes presentan insuficiencia respiratoria de rápida instauración, con un índice de presión arterial de oxígeno/fracción inspirada de oxígeno (PaO_2/FiO_2) < 300 e infiltrados bilaterales en la radiografía de tórax.[33] La mayoría de las situaciones que indican una cirugía de control de daños también pueden cursar con lesión pulmonar aguda primaria (p. ej., contusión pulmonar, neumonía aspirativa o asociada a la ventilación) o secundaria/extra-

- Uso de la tromboelastografía (TEG). Estos pacientes pueden presentar hipocoagulabilidad, hipercoagulabilidad o hiperfibrinólisis. Mediante la TEG se corrigen de manera dirigida los factores de la coagulación, y pueden evitarse politransfusiones. El uso de antiagregantes, anticoagulantes antagonistas del calcio o de nueva generación, limita la interpretación de la TEG.
- Sin afectación cardiológica ni del sistema nervioso central (SNC), mantener la hemoglobina en 70 a 90 g/l. Con afectación cardiológica o del SNC, entre 80 y 100 g/l.
- Corrección del fibrinógeno con plasma fresco congelado, crioprecipitado o concentrado de fibrinógeno (más usado en España). Su administración precoz puede reducir la tasa de transfusiones. Administrar fibrinógeno con sangrado grave y valores < 1,5-2 g/l.
- Usar cantidades equiparables de hematíes, plasma y plaquetas (1:1:1) en los pacientes con traumatismos y hemorragia grave.
- Monitorización del calcio ionizado, pues las cifras bajas aumentan la mortalidad.
- Tratamiento con antagonistas de la vitamina K (p. ej., acenocumarol): usar concentrado de complejo protrombínico (CCP), más aún en pacientes con traumatismo craneoencefálico y sangrado. El CCP se considera superior al plasma fresco congelado y al factor VIIa en caso de sangrado activo, puesto que permite un tiempo de corrección menor, disminuye la necesidad de transfusiones, tiene un mayor contenido de factores de coagulación, no requiere compatibilidad de grupo sanguíneo y la incidencia de TRALI es menor. Dosis entre 15 y 30 U/kg.
- El ácido tranexámico debe usarse en caso de traumatismo grave y sangrado activo. Administración precoz de 1 g en 10 minutos, y a continuación 1 g cada 8 horas. Reduce la mortalidad en los pacientes con politraumatismo. La asociación de hiperfibrinólisis y hemorragia importante recomienda el tratamiento con ácido tranexámico.
- Las indicaciones de factor VIIa siguen en estudio (no ha demostrado una reducción en la mortalidad y sólo resultados parciales en cuanto a morbilidad y tasa de transfusiones). Podría indicarse en caso de hemorragia que no responda a la hemostasia quirúrgica y la corrección adecuada previa de la coagulación.
- Anticoagulación con rivaroxabán (anti-Xa), emplear CCP en dosis altas (25-50 U/kg). En el caso del davigatrán (anti-IIa) no hay estudios que sugieran el posible tratamiento.

Continúa

- Mantener un recuento de plaquetas $>50\times10^9$. En caso de sangrado activo y lesión en el SNC se sugiere $>100\times10^9$.
- En caso de tratamiento con clopidogrel y sangrado activo en el SNC se sugiere la transfusión de plaquetas.
- En caso de tratamiento con ácido acetilsalicílico administrar una dosis de desmopresina (0,3 µg/kg). La desmopresina también estará indicada si hay sangrado activo en un paciente con antecedente de enfermedad de Von Willebrand.

Tabla 3. Recomendaciones para el uso de transfusión de sangre alogénica.[32]

pulmonar (p. ej., peritonitis, pancreatitis), y en los casos en que se haya asociado politransfusión se definirá como posible TRALI. Se ha descrito TRALI tardía en pacientes que desarrollan el cuadro de lesión pulmonar aguda entre las 6 y las 72 horas siguientes a la transfusión. La fisiopatología se asocia a una reacción autoinmunitaria mediada por neutrófilos del epitelio pulmonar o a una acumulación de sustancias proinflamatorias en los hemoderivados. Los principales factores que predisponen a TRALI son la ventilación mecánica (hasta un 33 % de los pacientes desarrollan lesión pulmonar aguda tras 48 horas de una transfusión), los estados proinflamatorios como la sepsis, el uso de circulación extracorpórea, la cirugía cardíaca urgente y otros como la edad avanzada, el enolismo y el fallo hepático o renal.[33] Otras complicaciones de la politransfusión son el síndrome compartimental abdominal (SCA) por sobrehidratación, reacciones alérgicas, alteraciones electrolíticas, hipotermia y coagulopatía. Por ello, una política de transfusiones restrictiva y dirigida es primordial para su prevención.

6 Ventilación mecánica y sedación

Los principales factores que se asocian independientemente al aumento de la mortalidad en los pacientes bajo ventilación mecánica son el coma en el momento de instaurarla, las presiones *plateau* (Pplat) elevadas durante ella y una $PaO_2/FiO_2 < 100$.[34]

Los pacientes sometidos a cirugía de control de daños tienen un alto riesgo de sufrir una lesión pulmonar aguda o un síndrome de distrés respiratorio agudo (SDRA), puesto que en ellos pueden combinarse la presencia de lesiones pulmonares primarias (contusión, sangrado o infección pulmonar, lesión pulmonar producida por la ventilación mecánica) y secundarias (*shock* séptico, peritonitis, hipervolemia por la resucitación hídrica o TRALI).[35] Por ello, la elección de unos correctos parámetros ventilatorios, estrategia denominada «ventilación protectiva», en el paciente con lesión pulmonar aguda o SDRA es la única estrategia que ha demostrado disminuir la mortalidad. Deben emplearse volúmenes circulantes respiratorios moderados-bajos (Vt de 5-7 ml/kg) para obtener unas Pplat por debajo de 30 cmH_2O. Estrategias ventilatorias con Vt que generen Pplat superiores a 30 cmH_2O han demostrado aumentar la mortalidad de los pacientes con lesión pulmonar aguda o SDRA.[36] La aplicación de ventilación protectiva ya durante el momento de la cirugía abdominal reduce las complicaciones pulmonares y extrapulmonares en el postoperatorio.[37]

No existe contraindicación absoluta para emplear la maniobra de pronación en los pacientes que presenten SDRA grave asociado.[38] El decúbito prono ha demostrado disminuir la mortalidad de un 32,8 % a un 16 %,[38] por lo que en los pacientes en que esté indicada la maniobra de pronación deberá valorarse individualmente el riesgo-beneficio bajo estricta monitorización de la presión intraabdominal (PIA).

Respecto a los valores de la presión positiva al final de la espiración (PEEP), deben ajustarse conforme a la Pplat para evitar la sobredistensión o el colapso alveolar y mantener una correcta tolerancia hemodinámica y una adecuada oxigenación. El uso de valores moderados-altos de PEEP se ha relacionado con una menor mortalidad en los pacientes con SDRA grave.[39] Además, unos valores elevados de PEEP pueden disminuir el uso de otras maniobras ventilatorias de rescate.[40] Hay que recordar que en los pacientes con abdomen patológico puede haber un aumento de la PIA que disminuya la distensibilidad del sistema respiratorio, por lo que es posible (según el contexto clínico) tolerar valores de Pplat ligeramente mayores de 30 cmH$_2$O.[1]

Dado el estado de *shock* y alto consumo energético, está indicado emplear sedación y analgesia. Su uso se dirigirá al control del dolor, mediante la administración de opiáceos de manera continua, y a la consecución de un adecuado confort, casi siempre con benzodiacepinas. Hay autores que recomiendan el paso a propofol o dexmedetomidina para sedaciones prolongadas.[41] Es recomendable la interrupción diaria de la sedación y realizar pruebas diarias de respiración espontánea para evitar una prolongación indebida de los días de ventilación mecánica y sus efectos secundarios (neumonía asociada a la ventilación mecánica, *delirium* y miopatía).[42] El uso de bloqueantes neuromusculares, como el cisatracurio, en las primeras 48 horas del SDRA, reduce los días de ventilación mecánica, la mortalidad y la aparición de barotrauma, sin un aumento de la miopatía.[43]

Durante la ventilación mecánica de los pacientes con lesión pulmonar aguda o SDRA, sangrado pulmonar o hipotermia, la humidificación y el calentamiento de los gases deberá hacerse mediante sistemas de humidificación activa *(Heated Humidifier,* HH), estando contraindicado el uso de dispositivos pasivos *(Heat and Moixture Exchangers,* HME);[27] sólo se utilizarán HME en caso de no disponer de HH.

7   Monitorización de la presión intraabdominal

Desde 2006, tras los primeros consensos que definieron la HIA como una PIA por encima de 12 mmHg e identificaron a los pacientes con riesgo de desarrollar un SCA, el diagnóstico de este síndrome ha aumentado. Su incidencia se cifra en hasta un 32 % en poblaciones no seleccionadas de pacientes médico-quirúrgicos ingresados en los servicios de Medicina Intensiva.[44,45] La presencia de HIA al ingreso en estos servicios, en una cohorte de pacientes no seleccionados, se asocia con disfunción multiorgánica y aumento de la mortalidad.[45]

La sensibilidad de la exploración física para el diagnóstico de HIA es del 40 % al 60 %,[46] por lo que es necesaria la monitorización de la PIA.[45] Dada su simplicidad de manejo y bajo coste, el sistema más usado actualmente es el catéter vesical. Se recomienda monitorizar la PIA en los pacientes con dos o más de los siguientes factores de riesgo: insuficiencia respiratoria aguda, decúbito prono, cirugía abdominal con cierre de la pared abdominal, politraumatismo, grandes quemados, íleo paralítico, gastroparesia, pseudoobstrucción intestinal, hemoperitoneo, ascitis o disfunción hepática, acidosis, hipotensión, politransfusión, oliguria y sepsis.[46] El objetivo de la monitorización continua de la PIA es el diagnóstico precoz de HIA para evitar sus complicaciones y la presentación de un SCA. Es imprescindible la rigurosidad técnica en la medición; en general, se hará totalmente en decúbito supino y se medirá al final de la espiración, sin contracción abdominal y de manera seriada (cada 4-6 horas).[46]

La literatura respecto a la interpretación de la PIA en los pacientes con el abdomen abierto y sistemas de presión negativa (tipo *VAC®*) es muy limitada. Gracias *et al.*[47] estudiaron retrospectivamente la aparición de un nuevo cuadro de SCA tras una primera intervención dejando el abdomen abierto con sistema de aspiración. Definieron la HIA en el abdomen abierto como una PIA > 25 mmHg, que junto con la presencia de acidosis, elevación del lactato y aumento de la presión pico respiratoria en el paciente con ventilación mecánica fueron marcadores de un nuevo cuadro de SCA. Al respecto de la interpretación de la presión pico respiratoria, debemos objetarla porque es dependiente del flujo y en este tipo de pacientes está artefactuada por la patología abdominal.

En nuestra experiencia, una vez abierto el abdomen, la interpretación de la PIA debe de ser estrictamente individualizada, en función de la evolución del paciente y del resto de condicionantes que pueden modificarla (posición en la cama, elevación del cabezal, parámetros ventilatorios, empleo de sedación y de bloqueantes neuromusculares), contextualizando e interpretando los cambios en sus valores con la presencia o la aparición de nuevo fallo orgánico, ya sea hemodinámico, renal o hepático.[45]

Como medidas generales en el tratamiento de la HIA (desde valores > 12 mmHg) se deberán considerar siempre el vaciamiento del contenido intestinal (sondas gastroentéricas, hábito deposicional conservado), el drenaje de colecciones intraabdominales, medidas posturales, el uso de relajantes musculares, el control de la volemia y la optimización hemodinámica.

8 Nutrición

La administración precoz de nutrición enteral es de elección en el paciente que ha sido sometido a una cirugía de control de daños. Sin embargo, en gran parte de los casos no es posible. Debe intentarse la vía enteral por diferentes accesos a lo largo del sistema digestivo (preferiblemente antes del ángulo de Treitz) mediante sonda nasogástrica, orogástrica o transpilórica, o bien mediante una yeyunostomía de alimentación. El empleo de nutrición enteral precoz en los pacientes con abdomen abierto se ha asociado a un cierre abdominal más temprano y una menor incidencia de fístulas intestinales y de neumonía.[4]

Si la nutrición enteral no es posible se iniciará la nutrición parenteral, más aún en los pacientes con signos de desnutrición.[48] El aporte nutricional y de líquidos debe contemplar la correcta reposición de las pérdidas insensibles, que pueden ser muy altas en los pacientes con el abdomen abierto, fístulas enterales y sistemas de drenaje abdominal continuos. Se prestará especial atención a la reposición de derivados nitrogenados y a los déficits de electrólitos.[4] Junto con el soporte nutricional se ha de buscar un control glucémico racional, ya que las hipoglucemias en el paciente grave se han asociado a un aumento de las complicaciones y de la mortalidad.[49] Es esencial la participación de expertos farmacólogos nutricionistas que adecuen los aportes nutricionales en estos pacientes a sus necesidades cambiantes.

Bibliografía

1. Waibel BH, Rotondo MF. Damage control in trauma and abdominal sepsis. Crit Care Med. 2010; 38: S421-30.
2. Bjorck M, Petersson U, Bjarnason T, Cheatham ML. Intra-abdominal hypertension and abdominal compartment syndrome in non-trauma surgical patients. Am Surgeon. 2011; 77: S62-6.
3. Diaz JJ, Cullinane DC, Dutton WD, Jerome R, Bagdonas R, Bilaniuk J, *et al.* The management of the open abdomen in trauma and emergency general surgery: part 1 – damage control. J Trauma. 2010; 68: 1425-38.
4. Dutton WD, Diaz JJ, Miller RS. Critical care issues in managing complex open abdominal wound. J Intensive Care Med. 2011; 27: 161-71.
5. Kirkpatrick AW, Roberts DJ, De Waele J, Jaescker R, Malbrain M, Keulenaer B, *et al.* Intra-abdominal hypertension and the abdominal compartment syndrome: updated consensus definitions and clinical practice guidelines from the World Society of the Abdominal Compartment Syndrome. Intensive Care Med. 2013; 39: 1190-206.
6. Cirocchi R, Montedori A, Farinella E, Bonacini I, Tagliabue L, Abraha I. Damage control surgery for abdominal trauma. Cochrane Database Syst Rev. 2013; 28: CD007438.
7. Diaz JJ, Dutton WD, Ott MM, Cullinane DC, Alouidor R, Armen S, *et al.* Eastern Association for the Surgery of Trauma: a review of the management of the open abdomen – part 2: management of the open abdomen. J Trauma. 2011; 71: 502-12.
8. Wallace DJ, Angus DC, Barnato AE, Kramer AA, Kahn JM. Nighttime intensivist staffing and mortality among critically ill patients. N Engl J Med. 2012; 366: 2093-101.
9. Gajic O, Afessa B, Hanson AC, Krpata T, Yilmaz M, Mohamed S, *et al.* Effect of 24-hour mandatory versus on-demand critical care specialist presence on quality of care and family and provider satisfaction in the intensive care unit of a teaching hospital. Crit Care Med. 2008; 36: 36-44.
10. Marik PE, Cavallazzi R. Does the central venous pressure predict fluid responsiveness? An updated meta-analysis and a plea for some common sense. Crit Care Med. 2013; 41: 1774-81.
11. Osman D, Ridel C, Ray P, Monnet X, Anguel N, Richard C, *et al.* Cardiac filling pressures are not appropriate to predict hemodynamic response to volume challenge. Crit Care Med. 2007; 35: 64-8.
12. Monnet X, Teboul JL. Assessment of volume responsiveness during mechanical ventilation: recent advances. Crit Care. 2013; 17: 217.

13. Cavallaro F, Sandroni C, Marano C, La Torre G, Mannocci A, De Waure C, *et al.* Diagnostic accuracy of passive leg raising for prediction of fluid responsiveness in adults: systematic review and meta-analysis of clinical studies. Intensive Care Med. 2010; 36: 1475-83.

14. Marty P, Roquilly A, Vallee F, Luzi A, Ferré F, Fourcade O, *et al.* Lactate clearance for death prediction in severe sepsis or septic shock patients during the first 24 hours in intensive care unit: an observational study. Ann Intensive Care. 2013; 3: 3-10.

15. Levy B. Lactate and shock state: the metabolic view. Curr Opin Crit Care. 2006; 12: 315-21.

16. Finfer S, Bellomo R, Boyce N, French J, Myburgh J, Norton R. A comparison of albumin and saline for fluid resuscitation in the intensive care unit. N Engl J Med. 2004; 350: 2247-56.

17. Perner A, Haase N, Guttormsen AB, Tenhunen J, Klemenzson G, Aneman A, *et al.* Hydroxyethyl starch 130/0.42 versus Ringer's acetate in severe sepsis. N Engl J Med. 2012; 367: 124-34.

18. Perel P, Roberts I, Ker K. Colloids versus crystalloids for fluid resuscitation in critically ill patients. Cochrane Database Syst Rev. 2013; 28: CD000567.

19. Yunos NM, Bellomo R, Hegarty C, Story D, Ho L, Bailey M. Association between a chloride-liberal vs chloride-restrictive intravenous fluid administration strategy and kidney injury in critically ill adults. JAMA. 2012; 308: 1566-72.

20. De Backer D, Biston P, Devriendt J, Mald C, Chochrad D, Aldecoa C, *et al.* Comparison of dopamine and norepinephrine in the treatment of shock. N Engl J Med. 2010; 362: 779-89.

21. Mahmoud KM, Ammar AS. Norepinephrine supplemented with dobutamine or epinephrine for the cardiovascular support of patients with septic shock. Indian J Crit Care Med. 2012; 16: 75-80.

22. Hernández G, Bruhn A, Luengo C, Regueira T, Kattan E, Fuentealba A, *et al.* Effects of dobutamine on systemic, regional and microcirculatory perfusion parameters in septic shock: a randomized, placebo-controlled, double-blind, crossover study. Intensive Care Med. 2013; 39: 435-43.

23. Sprung C, Annane D, Keh D, Moreno R, Singer M, Freivogel K, *et al.* Hydrocortisone therapy for patients with septic shock. N Engl J Med. 2008; 358: 111-24.

24. Peberdy MA, Callaway CW, Neumar RW, Geocadn R, Zimmerman L, Donnino M, *et al.* Part 9: postcardiac arrest care: 2010 American Heart Association Guidelines for Cardiopulmonary Resuscitation and Emergency Cardiovascular Care. Circulation. 2010; 122: S768-86.

25. Polderman KH, Herold I. Therapeutic hypothermia and controlled normothermia in the intensive care unit: practical considerations, side effects, and cooling methods. Critical Care Med. 2009; 37: 1101-20.

26. Brown DJ, Brugger H, Boyd J, Paal P. Accidental hypothermia. N Engl J Med. 2012; 367: 1930-8.

27. American Association for Respiratory Care, Restrepo RD, Walsh BK. Humidification during invasive and noninvasive mechanical ventilation: 2012. Respir Care. 2012; 57: 782-8.

28. Bacher A. Effects of body temperature on blood gases. Intensive Care Med. 2005; 31: 24-7.

29. Adrogue HJ, Madias NE. Management of life-threatening acid-base disorders. First of two parts. N Engl J Med. 1998; 338: 26-34.

30. Levraut J, Grimaud D. Treatment of metabolic acidosis. Curr Opin Crit Care. 2003; 9: 260-5.

31. Leal-Noval SR, Muñoz M, Asuero M, Contreras E, García-Erce JA, Llau JV, *et al.* 2013. Documento Sevilla de Consenso sobre alternativas a la transfusión de sangre alogénica. Actualización del Documento Sevilla. Med Intensiva. 2013; 37: 259-83.

32. Spahn DR, Bouillon B, Cerny V, Coats TJ, Duranteu J, Fernández-Mondéjar E, *et al.* Management of bleeding following major trauma: a European guideline. Crit Care. 2007; 11: R17.

33. Vlaar AP, Juffermans NP. Transfusion-related acute lung injury: a clinical review. Lancet. 2013; 382: 984-94.

34. Esteban A, Anzueto A, Frutos F, Alía J, Brochard L, Stewart T, *et al.* Characteristics and outcomes in adult patients receiving mechanical ventilation: a 28-day international study. JAMA. 2002; 287: 345-55.

35. ARDS Definition Task Force. Ranieri VM, Rubenfeld GD, Thompson BT, Ferguson N, Caldwell E, Fan E, *et al.* Acute respiratory distress syndrome: the Berlin Definition. JAMA. 2012; 307: 2526-33.

36. Eichacker PQ, Gerstenberger EP, Banks SM, Cui X, Natanson C. Meta-analysis of acute lung injury and acute respiratory distress syndrome trials testing low tidal volumes. Am J Respir Crit Care Med. 2002; 166: 1510-4.

37. Futier E, Constantin JM, Paugam-Burtz C, Pascal J, Eurin M, Neuschwander A, *et al.* A trial of intraoperative low-tidal-volume ventilation in abdominal surgery. N Engl J Med. 2013; 369: 428-37.

38. Guérin C, Reignier J, Richard JC, Bauret P, Gacouin A, Boulain T, *et al.* Prone positioning in severe acute respiratory distress syndrome. N Engl J Med. 2013; 368: 2159-68.

39. Briel M, Meade M, Mercat A, Brower R, Talmor D, Walters S, *et al.* Higher vs lower positive end-

expiratory pressure in patients with acute lung injury and acute respiratory distress syndrome: systematic review and meta-analysis. JAMA. 2010; 303: 865-73.

40. Meade MO, Cook DJ, Guyatt GH, Slutsky A, Arabi Y, Cooper DJ, *et al*. Ventilation strategy using low tidal volumes, recruitment maneuvers, and high positive end-expiratory pressure for acute lung injury and acute respiratory distress syndrome: a randomized controlled trial. JAMA. 2008; 299: 637-45.

41. Barr J, Fraser GL, Puntillo K, Ely EW, Gélinas C, Dasta J, *et al*. Clinical practice guidelines for the management of pain, agitation, and delirium in adult patients in the intensive care unit. Crit Care Med. 2013; 41: 263-306.

42. Girard TD, Kress JP, Fuchs BD, Thomason JW, Schweckert W, Pun B, *et al*. Efficacy and safety of a paired sedation and ventilator weaning protocol for mechanically ventilated patients in intensive care (Awakening and Breathing Controlled trial): a randomised controlled trial. Lancet. 2008; 371: 126-34.

43. Alhazzani W, Alshahrani M, Jaeschke R, Forel JM, Papazian L, Sevransk J, *et al*. Neuromuscular blocking agents in acute respiratory distress syndrome: a systematic review and meta-analysis of randomized controlled trials. Crit Care. 2013; 17: R43.

44. Vidal MG, Ruiz Weisser J, González F, Toro MA, Loudet C, Balasini C, *et al*. Incidence and clinical effects of intra-abdominal hypertension in critically ill patients. Crit Care Med. 2008; 36: 1823-31.

45. Malbrain ML, Chiumello D, Pelosi P, Bihari D, Innes R, Raniers M, *et al*. Incidence and prognosis of intraabdominal hypertension in a mixed population of critically ill patients: a multiple-center epidemiological study. Crit Care Med. 2005; 33: 315-22.

46. Cheatham ML, Malbrain ML, Kirkpatrick A, Sugrue M, Parr M, De Waele J, *et al*. Results from the International Conference of Experts on Intra-abdominal Hypertension and Abdominal Compartment Syndrome. II. Recommendations. Intensive Care Med. 2007; 33: 951-62.

47. Gracias VH, Braslow B, Johnson J, Pryor J, Gupta R, Reilly P, *et al*. Abdominal compartment syndrome in the open abdomen. Arch Surg. 2002; 137: 1298-300.

48. Friese RS. The open abdomen: definitions, management principles, and nutrition support considerations. Nutr Clin Pract. 2012; 27: 492-8.

49. Finfer S, Liu B, Chittock DR, Norton R, Myburgh J, McArthur C, *et al*. Hypoglycemia and risk of death in critically ill patients. N Engl J Med. 2012; 367: 1108-18.

Capítulo 6

Hemorragia y coagulación en el paciente con politraumatismo

Z. Madrazo González

Servicio de Cirugía General y Aparato Digestivo – Urgencias Quirúrgicas
Hospital Universitari de Bellvitge
Universitat de Barcelona
L'Hospitalet de Llobregat (Barcelona)

Correspondencia:
Dr. Zoilo Madrazo González
zoiluco@yahoo.es

Sinopsis

La hemorragia grave es causa en gran medida del alto índice de complicaciones y mortalidad en los pacientes con politraumatismo. El proceso fisiológico de la coagulación puede sufrir importantes alteraciones en estos enfermos, con impacto decisivo en su pronóstico. La tríada letal (hipotermia, acidosis y coagulopatía) representa la expresión de un profundo fracaso metabólico que perpetúa la hemorragia y el *shock* en algunos enfermos con traumatismos graves. La coagulopatía aguda de trauma-*shock* constituye un síndrome complejo, intrínsecamente relacionado con el traumatismo grave, caracterizado por una disfunción precoz de la hemostasia en forma de anticoagulación sistémica, hipocoagulabilidad e hiperfibrinólisis. El empleo de agentes hemostáticos tópicos representa una alternativa particularmente útil para el control quirúrgico de la hemorragia intraabdominal asociada a los traumatismos graves.

1   Hemorragia en el enfermo con politraumatismo

El traumatismo grave constituye la principal causa de mortalidad hasta los 45 años de edad y la tercera en cualquier rango de edad.[1-4] Unos seis millones de personas en el mundo fallecen cada año víctimas de traumatismos (10 % de todas las causas).[3,5] Globalmente, el 30 % a 50 % de la mortalidad en los pacientes con politraumatismo es secundaria a hemorragia grave (exanguinación por sangrado incontrolable, coagulopatía o mixta), que constituye la primera causa de complicaciones y la segunda de mortalidad prehospitalaria (después de la lesión del sistema nervioso central).[2,3,6-9] Asimismo, la hemorragia representa la primera causa de mortalidad prevenible, de mortalidad en las primeras 24 a 48 horas y de mortalidad intraoperatoria.[3,5,6,10,11] La hemorragia del paciente con politraumatismo grave puede clasificarse, al menos conceptualmente, como quirúrgica o no quirúrgica.[9] El sangrado quirúrgico (por lesión vascular) puede ser controlable mediante intervenciones quirúrgicas, angioembolización o procedimientos más o menos invasivos.[1] Sin embargo, un alto porcentaje de los episodios hemorrágicos relacionados con traumatismos graves presenta un patrón de sangrado difuso no controlable mediante dichas técnicas (sangrado no quirúrgico), secundario a una intensa y multifactorial alteración de la coagulación.[12,13] Uno de los principales procesos subyacentes a esta disfunción grave de la hemostasia es una condición conocida como «tríada letal» o «círculo vicioso asociado al trauma».[3,4,14] En la última década se ha sugerido la participación de una alteración grave de la hemostasia caracterizada por anticoagulación sistémica, hipocoagulabilidad e hiperfibrinólisis precoces.[5,15,16] Esta alteración, intrínsecamente asociada al traumatismo grave, se ha denominado «coagulopatía aguda de trauma-*shock*».[4,7,15,17]

2   Desarrollo de la tríada letal en el paciente con politraumatismo

La tríada letal constituye una situación de baja incidencia y alta mortalidad, caracterizada por *shock* grave (difícilmente reversible una vez instaurado) secundario al efecto sinérgico de tres procesos simultáneos: hipotermia, acidosis metabólica y coagulopatía (véase la figura 1).[2,10,14] Iniciada tras una hemorragia grave (> 2.000 ml o > 40 % de la volemia), se ha estimado que la prevalencia de la tríada letal en los pacientes con politraumatismo grave oscila entre el 12 % y el 50 %.[1,3,4] Desde el momento en que el paciente ha sufrido un traumatismo grave, el equipo médico dispone de una ventana terapéutica de unos 75 a 90 minutos hasta el desarrollo de este proceso.[2,14] Una vez activados sus tres elementos constituyentes (hipotermia, acidosis y coagulopatía), la tríada letal adquiere pronto un carácter autónomo en forma de círculo vicioso, con frecuencia irreversible, que empeora de manera progresiva la coagulopatía y perpetúa la hemorragia.[2,9,14] La tríada letal implica un grave desequilibrio celular, bioquímico y hemodinámico (fracaso metabólico), en general abocado a fallo multiorgánico, hemorragia persistente que puede ser masiva, y muerte.[2] La mortalidad global en los pacientes con politraumatismo que desarrollan la tríada letal alcanza el 50 % al 100 %, y ha permanecido relativamente invariable en las últimas décadas.[14] A modo de ejemplo, la mortalidad de un paciente con politraumatismo y una temperatura central $\leq 32\,^{\circ}C$ es superior al 60 %, y llega prácticamente al 100 % si asocia un pH $\leq 6,9$.[9] El análisis detallado de cada uno de los tres componentes de la tríada letal demuestra su extraordinaria complejidad en términos de interacciones, complicaciones asociadas y aproximaciones terapéuticas (véase la figura 1).[14,18] La prevención y el tratamiento precoz e intensivo de la tríada letal representa una premisa básica de las modernas técnicas de cirugía de control de daños y de reanimación o resucitación hemostática, con notable impacto en términos de supervivencia, complicaciones y días de estancia hospitalaria.[2-4,6-8,11,19]

Comentaremos brevemente cada uno de los elementos constituyentes de la tríada letal (ampliamente desarrollados en el capítulo 2) y, de forma más detallada, nos centraremos en el papel destacado de la coagulopatía en el paciente con politraumatismo grave.

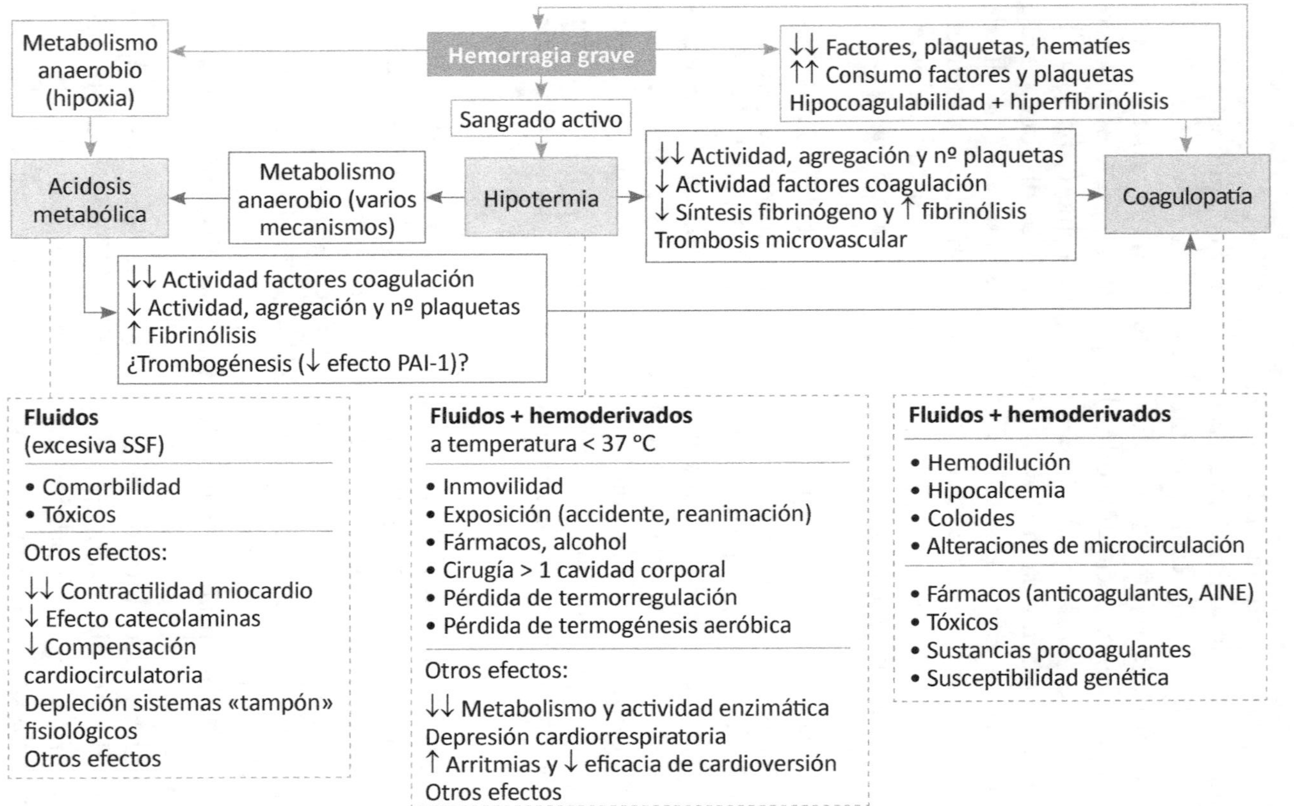

Figura 1. Triada letal asociada al trauma: elementos e interacciones.

2.1 Hipotermia

Definimos la hipotermia, en los pacientes víctimas de traumatismos, como una temperatura central $\leq 35\,^{\circ}C$.[1,2,9] Representa una situación muy precoz y frecuente en este tipo de pacientes: hasta el 92 % de los que presentan *shock* hipovolémico tienen una importante disminución de la temperatura a su llegada a los servicios de urgencias, y un 12 % a 66 % muestran hipotermia franca inicial.[20] En el contexto de los traumatismos graves (véase la tabla 1), el desarrollo de hipotermia se asocia a mayores necesidades transfusionales, hemorragia perioperatoria, gravedad lesional, estancia hospitalaria y requerimientos de fluidos, y constituye un factor de riesgo independiente de complicaciones, coagulopatía, fallo multiorgánico y mortalidad (incrementada hasta 40 veces, inversamente proporcional a la temperatura).[1,3,9,14] El mantenimiento de la temperatura corporal dentro de valores fisiológicos (36,5-37,5 °C)

- Disminución del número, la activación, la adhesión y la agregación plaquetarias
- Reducción de la actividad de los factores de la coagulación (desacoplamiento de reacciones)
- Inhibición de la síntesis de fibrinógeno
- Incremento de la fibrinólisis
- Trombosis microvascular
- Incremento del metabolismo anaerobio y de la acidosis metabólica
- Reducción global del metabolismo, la actividad enzimática y el consumo de O_2
- Depresión global cardiorrespiratoria
- Reducción del umbral arritmogénico y de la eficacia de la cardioversión
- Reducción del metabolismo hepático del citrato
- Disminución progresiva del nivel de consciencia
- Disfunción hipotálamo-hipofisaria e hiperglucemia
- Alteración del metabolismo y de la depuración de fármacos

Tabla 1. Fisiopatología de la hipotermia en los pacientes con politraumatismo.

implica un importante consumo energético (consumo de O_2 y producción de calor). La hipotermia grave mantenida altera los centros termorreguladores y puede superar los mecanismos compensatorios fisiológicos y la reserva energética del organismo, por lo que se considera un marcador de depleción energética en el contexto del metabolismo anaeróbico típico de la hemorragia grave (síntesis reducida de trifosfato de adenosina [ATP]).[2] En la génesis de la hipotermia del paciente con traumatismo intervienen diversos factores (véase la figura 1): hemorragia activa, administración de grandes volúmenes (fríos) de fluidos y hemoderivados, inmovilidad y exposición ambiental, administración de fármacos vasoconstrictores o paralizantes, pérdida de los mecanismos fisiológicos de termorregulación, reducción de la termogénesis aeróbica, consumo de alcohol, intervenciones quirúrgicas con apertura de más de una cavidad corporal, etc.[1,2] La hipotermia interfiere drásticamente en el proceso de coagulación mediante diversos mecanismos (véase la tabla 1), entre los que destacan: *1)* una disminución muy significativa de la activación, la adhesión y la agregación plaquetarias (actividad reducida en un 10-15 % por cada descenso de 1 ºC); *2)* una reducción de la actividad de los factores de la coagulación (disminución de un 10-13 % de la actividad enzimática por cada descenso de 1 ºC); *3)* una reducción de la síntesis de fibrinógeno y un incremento de la fibrinólisis; y *4)* un incremento del metabolismo anaerobio (y acidosis metabólica) por vasoconstricción, hipoperfusión, redistribución del flujo sanguíneo y reducción del aclaramiento de ácido láctico y citrato.[3,7,9] El efecto inhibitorio de la hipotermia y la acidosis sobre las plaquetas, los factores de la coagulación y el metabolismo del fibrinógeno ha sido ampliamente demostrado.[9,18] Desafortunadamente, este intenso efecto depresor sobre la hemostasia con frecuencia es infravalorado por parte del equipo médico, lo cual retrasa su diagnóstico y tratamiento.[10,18] La prevención y el tratamiento de la hipotermia activos y precoces constituye un pilar fundamental en la atención del paciente con politraumatismo, con efecto directo sobre el consumo de hemoderivados y sobre las complicaciones y la mortalidad.[1,2] El empleo temprano de medidas que reduzcan la pérdida de calor o eleven la temperatura central representa una prioridad durante todo el proceso asistencial del paciente con traumatismo grave.[2,3] Entre las medidas más eficaces (algunas aplicables desde la atención prehospitalaria) destacan: monitorización constante de la temperatura central y del electrocardiograma, corrección precoz de los factores etiológicos (como una hemorragia activa), retirar ropa húmeda, empleo de mantas térmicas, calentar los fluidos (cristaloides hasta 37-40 °C) y los hemoderivados (con incremento neto de la temperatura corporal por conducción), control de la temperatura en la sala de reanimación (y en el quirófano), administración de aire húmedo caliente (a 40 °C) a través de un dispositivo de ventilación mecánica, exposición corporal limitada, técnicas de cirugía de control de daños y normotermia intraoperatoria, empleo selectivo de calentadores invasivos arteriovenosos o venovenosos, lavado gástrico/peritoneal/pleural o vesical con solución salina fisiológica caliente (hasta 42 °C) según cada caso, etc.[1-3,9,20]

2.2 *Acidosis metabólica*

Desde el punto de vista analítico, la acidosis metabólica se define como la determinación en sangre de un pH < 7,2, déficit de bases ≥ 4 mmol/l (exceso de bases negativo), lactato ≥ 4-5 mmol/l o saturación de oxígeno venoso mixto < 65 %.[9,10,21] La causa de la acidosis metabólica en los pacientes con traumatismos es, nuevamente, multifactorial: hemorragia e hipoperfusión tisular/celular (hipoxia, con el consiguiente desarrollo de metabolismo anaerobio y producción masiva de lactato/piruvato e hidrogeniones); hipoventilación y redistribución del flujo sanguíneo hacia la musculatura respiratoria; acidosis hiperclorémica por administración excesiva de solución salina fisiológica (pH 5 y Cl^- 154 mEq/l, con intensa afinidad por H^+); tóxicos (metanol, cocaína); y comorbilidad asociada (véase la figura 1).[2,3,9] La presencia de acidosis metabólica representa un valioso marcador de pérdida sanguínea y de hipoperfusión tisular, y constituye un factor de riesgo conocido (e independiente) para el desarrollo de complicaciones respiratorias, estancia prolongada en la unidad de cuidados intensivos, necesidad de hemoderivados, fallo multiorgánico y mortalidad (proporcional al grado de acidosis).[3,8,9] Desde el punto de vista quirúrgico, la acidosis (al igual que la hipotermia) constituye un útil indicador perioperatorio de necesidad de realizar técnicas de cirugía de control de daños.[2] Asimismo, la presencia o ausencia de acidosis, junto a la diuresis, el estado mental, los pulsos y la saturación de O_2, permite evaluar la respuesta global a los procedimientos de reanimación.[1] Respecto a las consecuencias negativas de la acidosis metabólica en la coagulación en el contexto del traumatismo grave, los principales mecanismos implicados son: *1)* la reducción del ensamblado y de la actividad de los factores de la coagulación (dependientes del pH), en particular la generación de trombina (50 % de actividad del complejo Xa/Va a pH 7,1); *2)* la disminución significativa del número (hasta un 50 %), la actividad y la agregación de las plaquetas; y *3)* el incremento de la fibrinólisis (1,8 veces) (véase la tabla 2).[7,9-11,18] La acidosis parece incrementar el tiempo necesario para la formación del coágulo y

---

- Inhibición del ensamblado y de la actividad de los factores de la coagulación
- Disminución del número, de la actividad y de la agregación plaquetarias
- Incremento de la degradación del fibrinógeno (aumento del tPA y de la plasmina)
- Reducción de la polimerización de la fibrina
- Reducción global de la capacidad de compensación cardiocirculatoria
- Depleción de los sistemas «tampón» fisiológicos
- ¿Incremento de la trombogénesis?

Tabla 2. Fisiopatología de la acidosis metabólica en los pacientes con politraumatismo.

la polimerización de la fibrina (hasta un 168 % a pH 6,8).[9,21] La coagulopatía desarrollada experimentalmente al reducir el pH sanguíneo de 7,4 a 7,15 es casi idéntica a la observada al reducir la temperatura de 36 °C a 32 °C.[21] La prevención y el tratamiento de la acidosis metabólica también deben ser precoces e intensivos: monitorización periódica de los parámetros de perfusión (pH, lactato y déficit de bases), corrección de factores etiológicos (como la hemorragia activa), administración individualizada de bicarbonato sódico (NaHCO$_3$) u otras soluciones con efecto tampón (como trishidroximetil-aminometano [THAM] o acetato sódico), ventilación óptima del paciente, y administración de cristaloides con efecto tampón y pH alto, como Ringer lactato (pH 6,5, cloro 109 mEq/l y lactato 28 mEq/l), Ringer acetato o *Plasmalyte*®.[3,9,18] Aunque conceptualmente plausible, la administración de bicarbonato exógeno para la corrección de la acidosis metabólica asociada al traumatismo no está exenta de controversias.[1,9,11,18] Diversas guías han destacado las ventajas del Ringer lactato como solución de reposición en el *shock* hemorrágico.[1-3] Sin embargo, debemos señalar que los estudios publicados hasta la fecha no han confirmado diferencias significativas en términos de supervivencia entre la solución salina fisiológica y el Ringer lactato.[1,2,22]

2.3 *Coagulopatía*

De los tres elementos constituyentes de la tríada letal, el desarrollo de coagulopatía representa el factor determinante o vía final que reimpulsa todo el proceso (círculo vicioso) al perpetuar la hemorragia (véase la figura 1).[7,10] Aunque sin consenso universal, podemos definir la coagulopatía asociada al traumatismo en función de los siguientes datos analíticos: tiempo de protrombina (TP), *International Normalized Ratio* (INR) o tiempo de tromboplastina parcial activado (TTPA) > 1,5; TP > 16-18 segundos y TTPA > 35-60 segundos; TP < 70 %; recuento plaquetario < 50 × 10^9/l; e incremento significativo del dímero D.[3,11,12,22,23] Las alteraciones cualitativas o cuantitativas de la hemostasia pueden ser rápidamente detectadas (a pie de cama) mediante pruebas de viscoelasticidad sanguínea (tromboelastografía o tromboelastometría rotacional), que posibilitan un estudio dinámico del coágulo desde las fases iniciales de la hemostasia hasta su disolución por fibrinólisis.[13,15,24] La coagulopatía del enfermo con traumatismo grave constituye un proceso dinámico, complejo, precoz y frecuente, con una prevalencia global del 25 % al 60 %.[3,5,12,22] Iniciada por la propia hemorragia, la coagulopatía asociada al traumatismo se ve notablemente amplificada por la acción combinada y sinérgica de la hipotermia y la acidosis metabólica (círculo vicioso), así como por el efecto dilucional de la fluidoterapia (véase la figura 1).[5,14,18] La coagulopatía parece iniciarse muy precozmente en el curso evolutivo del traumatismo grave (desde los primeros minutos), incluso de forma independiente del desarrollo de hipotermia, acidosis metabólica o coagulopatía dilucional.[4,5,25] Así, puede estar ya presente a la llegada del paciente al servicio de urgencias, incluso antes de las maniobras de resucitación y la fluidoterapia.[7,16,19,23] No todos los pacientes con politraumatismo grave desarrollan coagulopatía, aunque su presencia (asociada a la gravedad de la lesión, Glasgow ≤ 8 y la presencia de *shock)* incrementa (y retroalimenta) la hemorragia, por lo que representa un factor de riesgo conocido e independiente de complicaciones, estancia hospitalaria, necesidad de hemoderivados, infecciones, fallo multiorgánico y mortalidad (aumento de cuatro a nueve veces respecto a los pacientes con politraumatismo sin coagulopatía).[3,5,11,14,18] Desde una perspectiva quirúrgica, la presencia de coagulopatía aguda constituye otro indicador perioperatorio de la necesidad de aplicar técnicas de control de daños.[2] Entre los numerosos factores etiológicos de la coagulopatía asociada al traumatismo destacan: *1)* la pérdida masiva de factores de coagulación, plaquetas y hematíes por sangrado; *2)* el hiperconsumo de factores y plaquetas en las zonas de activación de la hemostasia o hemorragia; *3)* la hemodilución o disminución de la viscosidad sanguínea y de la concentración de hematíes, plaquetas, factores de coagulación y calcio, secundarias a la administración de cristaloides, coloides o transfusión masiva; *4)* el efecto multiplicativo y sinérgico de la hipotermia y la acidosis metabólica (tríada letal); *5)* la hipocoagulabilidad y la hiperfibrinólisis local y sistémica; y *6)* la coagulopatía inducida por coloides, etc. (véanse la figura 1 y la tabla 3).[1,3,5,13,25,26] Desde hace escasamente una década se propone la participación de un componente endógeno o primario (coagulopatía aguda de trauma-*shock)* en la génesis de la coagulopatía asociada al traumatismo, caracterizado por hipocoagulabilidad e hiperfibrinólisis, que podría explicar su desarrollo precoz (en minutos), incluso en ausencia de los otros factores etiológicos previos y antes del desarrollo de la tríada letal.[4] A pesar del papel protagonista de las plaquetas en el actual modelo celular de la hemostasia (en contraposición al clásico modelo en cascada), su contribución al desarrollo de la coagulopatía aún no ha sido bien escla-

---

— Reducción drástica de los factores de la coagulación, de las plaquetas y de los hematíes (coagulopatía por pérdidas)

— Consumo masivo de factores de la coagulación y de plaquetas (coagulopatía por consumo)

— Hemodilución secundaria a la administración de fluidoterapia y hemoderivados (coagulopatía dilucional)

— Efecto multiplicativo y sinérgico de la hipotermia y la acidosis metabólica (tríada letal)

— Anticoagulación, hipocoagulabilidad e hiperfibrinólisis local y sistémica secundarias al traumatismo (coagulopatía de trauma-*shock)*

— Administración de coloides (coagulopatía por coloides)

— Hipocalcemia secundaria a hemodilución y sobrecarga de citrato (hemoderivados y coloides)

— Farmacológica (anticoagulantes, antiagregantes) y tóxicos

— Reducción del hematócrito (efectos mecánicos y biomoléculas activas)

— Liberación de sustancias procoagulantes secundaria a un traumatismo craneoencefálico

— Susceptibilidad genética

Tabla 3. Etiología multifactorial de la coagulopatía asociada al traumatismo.

recida.[3,5,27] No existe una cifra mínima de plaquetas universalmente aceptada para considerar su transfusión en el paciente con politraumatismo, aunque las guías internacionales recomiendan mantener valores superiores a $50 \times 10^9/l$.[3,22,28] El mantenimiento de cifras adecuadas de hemoglobina (en torno a 7-9 g/dl) contribuye no sólo a unas correctas perfusión y oxigenación tisulares, sino a la prevención de importantes alteraciones de la hemostasia secundarias a la propia anemia: reducción de la adhesión, agregación y marginación (desplazamiento radial) plaquetarias, disminución de la expresión de moléculas activas eritrocitarias (difosfato de adenosina [ADP], elastasa), etc. (véase la tabla 3).[3,9,11,22] El metabolismo del fibrinógeno (precursor clave de la fibrina y sustrato común de la trombina, la plasmina y el factor XIII) resulta especialmente alterado desde las fases iniciales del traumatismo.[9,12,18] Valores de fibrinógeno (factor I) inferiores a 1,5-2 g/l y datos tromboelastométricos de déficit funcional de fibrinógeno se asocian a hemorragia importante (e incluso a mortalidad).[3,18,22,29] Cada vez se dispone de mayor evidencia científica respecto a las ventajas de la administración precoz de fibrinógeno (3-4 g) en términos de corrección del sangrado, mejora en la resistencia del coágulo, reducción de la necesidad de otros hemoderivados e incluso (estudios retrospectivos) reducción de la mortalidad.[3,5,11,13,25,30] Sin pretender profundizar en el clásico debate sobre las diferencias clínicas entre la administración de cristaloides o coloides, los estudios comparativos disponibles hasta hace poco no confirmaban diferencias significativas en cuanto a supervivencia en pacientes con traumatismos graves.[5,8,31,32] Sin embargo, varios trabajos registran efectos deletéreos sobre la coagulación y la función renal tras la administración de coloides en enfermos graves.[7,26,31] Una reciente revisión sistemática halló un incremento neto de la mortalidad (riesgo relativo [RR]: 1,09; intervalo de confianza del 95 % [IC95 %]: 1,02-1,17), insuficiencia renal y necesidad de tratamiento renal sustitutivo tras el empleo de hidroxietil almidón en pacientes graves, por lo que los autores desaconsejan su uso sistemático.[33] Varios organismos y guías internacionales recomiendan administrar únicamente cristaloides en la resucitación inicial del paciente politraumatizado hipotenso.[1,3,8] Por otro lado, existe suficiente evidencia respecto a la intensa correlación entre el volumen total de fluidos administrados (en fase prehospitalaria u hospitalaria) y el desarrollo de coagulopatía y mortalidad.[4,11,17,32,34] Según distintos trabajos, incluso volumenes relativamente ente bajos de fluidos incrementan de manera significativa la prevalencia de coagulopatía (y la mortalidad), por lo que la restricción individualizada de fluidos está desplazando a la clásica resucitación «agresiva» (al menos, hasta el control definitivo del sangrado).[3-5,23,29,32] El mantenimiento temporal de cifras de presión arterial infrafisiológicas, conocido como hipotensión permisiva, hasta el control definitivo de la hemorragia (presión sistólica 80-90 mmHg o presión arterial media ≥ 65 mmHg) parece conferir ciertas ventajas pronósticas, en especial en caso de traumatismos penetrantes.[2,8,9,29,34] Entre las principales medidas orientadas a la prevención y el tratamiento eficaces de la coagulopatía asociada al traumatismo destacan: *1)* la corrección de los principales factores etiológicos (en especial la hemorragia activa); *2)* la prevención y el tratamiento precoces de la acidosis metabólica y la hipotermia (tríada letal); *3)* la transfusión precoz de hemoderivados a altas proporciones; *4)* la administración de fármacos prohemostáticos y antifibrinolíticos; *5)* la monitorización periódica del hematócrito, el TP, el TTPA, las plaquetas, el fibrinógeno, el calcio y el dímero D; *6)* la prevención de la coagulopatía dilucional (uso restrictivo de cristaloides y hemoderivados); *7)* la aplicación de técnicas de hipotensión permisiva (en casos indicados); *8)* el empleo de técnicas de cirugía de control de daños y de hemostáticos locales (en casos indicados); *9)* la instauración de protocolos de transfusión masiva; y *10)* la realización de tromboelastografía o tromboelastometría.[3,6-8,14,19,24,35] En menos de una década hemos asistido a una notable reducción del volumen total de cristaloides y de hemoderivados infundidos y a la aplicación precoz de una terapia por componentes en altas dosis, destacando el papel protagonista del plasma fresco.[3,4,6,8,22,29] Las estrategias transfusionales en pacientes con traumatismos graves recomendadas actualmente, sin consenso generalizado, emplean precozmente altas dosis de plasma fresco congelado (con todos los factores de coagulación y fibrinógeno) y plaquetas, aunque las proporciones *(ratios)* óptimas en relación con los concentrados de hematíes aún no han sido claramente establecidas.[3,7,11,25,28,30] Las ventajas pronósticas observadas con esta terapia por componentes en dosis altas (proporciones predefinidas equivalentes de concentrados de hematíes, plasma y plaquetas próximas a 1:1:1), basadas casi exclusivamente en estudios retrospectivos, están siendo confirmadas por ensayos prospectivos, aunque el debate sigue abierto.[3-6,28] Durante la última década se ha suscitado un creciente interés por distintos tratamientos prohemostáticos en el paciente con politraumatismo, especialmente el ácido tranexámico y el factor VIIa recombinante.[3,5,36,37] El ácido tranexámico es un antifibrinolítico sintético (análogo de la lisina) que bloquea la interacción del plasminógeno/plasmina y la fibrina (frena la disolución del coágulo de fibrina), modula las respuestas proinflamatoria y antiplaquetaria dependientes de la plasmina y parece mejorar, asimismo, la agregación plaquetaria en pacientes doblemente antiagregados.[35,38] En el año 2010, el excelente estudio internacional *CRASH-2* confirmó la eficacia del tratamiento precoz con ácido tranexámico en términos de reducciones significativas de la hemorragia y de todas las causas de mortalidad;[35] su administración (2 g i.v.) redujo significativamente la mortalidad global (RR: 0,91; IC95 %: 0,85-0,97) y, de manera específica, la mortalidad secundaria a hemorragia (RR: 0,85; IC95 %: 0,76-0,96).[35] Un subanálisis posterior de los resultados limitó la eficacia del tratamiento a los pacientes que recibieron ácido tranexámico en las tres primeras horas, por lo que se reafirma que su administración precoz resulta crucial.[3,38,39] El ácido tranexámico es el primer fármaco que ha demostrado reducir la mortalidad del *shock* hemorrágico de origen traumático (evidencia de grado 1A, criterios GRADE), por lo que ha sido incorporado en los protocolos de atención al paciente con politraumatismo de todo el mundo y está incluido en la lista de medicamentos esenciales de la Organización Mundial de la Salud.[35,38,40] El mejor pronóstico conseguido gracias a su administración (reducción de la coagulopatía y de la mortalidad) lo convierten en una medida eficaz, segura, barata y coste-efectiva en el tratamiento de la hemorragia secundaria a traumatismos.[3,13,35,36,40]

El factor VIIa recombinante (rFVIIa) es un importante cogenerador de trombina y un potente activador plaquetario.[37] A pesar de los prometedores resultados iniciales, los últimos estudios publicados presentan resultados contradictorios y ninguno de los tres ensayos aleatorizados realizados en pacientes con traumatismos ha demostrado beneficios en términos de supervivencia.[37] Su uso (fuera de indicación) podría considerarse como una alternativa en el contexto de hemorragia masiva y coagulopatía no controlables mediante medidas convencionales (dosis variables, 60-400 mg/kg).[3,13,29,41]

Los concentrados de complejo protrombínico representan una fuente adicional de factores de la coagulación dependientes de la vitamina K (II, VII, IX y X), unas mil veces más concentrados que en una unidad de plasma (y sin necesidad de descongelación previa ni compatibilidad ABO).[7,11,12] Su administración en pacientes con politraumatismo, cada vez más extendida, logra una notable reducción de la necesidad de hemoderivados (y del volumen total de fluidos administrado) y parece contribuir eficazmente a la corrección de la coagulopatía, con probable impacto en el pronóstico, aunque su empleo no está exento de controversias.[3,12,13,25,30]

La reversión del efecto de los fármacos antiagregantes y anticoagulantes constituye, asimismo, un pilar básico en el tratamiento de la coagulopatía del paciente politraumatizado.[5] Según distintos registros, el 11 % al 13 % de las víctimas de traumatismos siguen tratamientos con fármacos antiagregantes o anticoagulantes en el momento de la lesión, con peor pronóstico en términos de complicaciones y mortalidad asociadas.[3] Aunque la evidencia actual en estos pacientes es limitada, se han utilizado diversas estrategias para la reversión del efecto de los fármacos antiagregantes o anticoagulantes: desmopresina (0,3 µg/kg), vitamina K (fitomenadiona, 5-10 mg), complejo protrombínico (20-50 UI/kg), plasma fresco congelado (10-30 ml/kg), transfusión de plaquetas, fibrinógeno, etc.[3,6,29]

2.3.1 Coagulopatía aguda de trauma-shock

Actualmente se considera a la coagulopatía asociada al traumatismo como una alteración aguda del equilibrio dinámico entre factores procoagulantes y anticoagulantes, plaquetas, endotelio, fibrinólisis y el eje neurohormonal.[4,5,15,17] Varios trabajos han sugerido que el estado de *shock*-hipoperfusión tisular, la lesión tisular y el daño endotelial secundarios a un traumatismo grave podrían constituir elementos iniciadores suficientes para el desarrollo precoz de una particular forma de coagulopatía primaria, con un perfil característico consistente en anticoagulación sistémica e hipocoagulabilidad, hiperfibrinólisis, depleción de factor V y fibrinógeno, y disfunción plaquetaria primaria.[3,6,7,15,17,29,42] Este complejo cuadro de coagulopatía precoz, pendiente aún de descifrar por completo, se denomina coagulopatía aguda de trauma-*shock,* y en los pacientes con politraumatismo tiene una prevalencia estimada (a su llegada al hospital) del 20 % al 60 %.[7,11,13,15,16] Sin una definición universalmente aceptada, la coagulopatía aguda de trauma-*shock* podría definirse como una alteración significativa de los parámetros habituales de la coagulación (TP, TTPA, plaquetas, fibrinógeno o dímero D) o como una reducción funcional de la resistencia del coágulo desarrollada de forma precoz (presente a la llegada al servicio de urgencias), y específicamente asociada a traumatismos graves.[7,15,16,23,38] En los pacientes con traumatismos que desarrollan coagulopatía aguda de trauma-*shock,* el riesgo de mortalidad resulta cuatro a siete veces mayor (próximo al 50 %), con un incremento paralelo en el índice de complicaciones, estancia hospitalaria, fallo multiorgánico y de las necesidades transfusionales.[5,7,15,42] Uno de los principales mecanismos implicados en la coagulopatía aguda de trauma-*shock* es la activación endotelial de la vía de la proteína C (una serina proteasa anticoagulante fisiológica), a través del complejo trombina-trombomodulina, con el resultado neto de hipocoagulabilidad e hiperfibrinólisis.[7,15,38] La hipocoagulabilidad/anticoagulación se atribuye al efecto inhibitorio de la proteína C activada sobre los factores Va y VIIIa y los complejos tenasaprotrombinasa de la hemostasia (con reducción neta de la trombina disponible para generar fibrina, y consumo asociado de fibrinógeno y factor XIII).[5,17,38] La hiperfibrinólisis (inestabilidad y disolución prematura de los coágulos formados y depleción de los factores de coagulación) podría explicarse, entre otros mecanismos, por el efecto inhibitorio de la proteína C activada sobre el regulador PAI-1, con exceso y actividad desinhibida del activador tisular del plasminógeno (tPA) y de la plasmina (degradación de los coágulos de fibrina).[7,17,38] Así, la vía de la proteína C (con un papel citoprotector, antiinflamatorio y anticoagulante local en condiciones fisiológicas) podría verse hiperestimulada precozmente en la coagulopatía aguda de trauma-*shock,* desencadenando una respuesta colateral inadaptada.[5]

Varios trabajos recientes sugieren, asimismo, un papel destacado de las plaquetas en el desarrollo de la coagulopatía aguda de trauma-*shock,* en forma de hipofunción plaquetaria primaria desencadenada por el *shock* hemorrágico o el propio traumatismo.[5,27] Este estado de disfunción plaquetaria parece persistir hasta 96 a 120 horas después de la admisión hospitalaria del paciente.[15,17]

El papel del endotelio (y la pérdida de su integridad) en la fisiopatología del *shock* hemorrágico y de la coagulopatía asociada al traumatismo está cobrando una relevancia creciente en los últimos años.[17,42] La secreción endotelial de moléculas activas (trombomodulina, tPA, factor tisular y citocinas), las cascadas de señales entre el endotelio y las plaquetas, los leucocitos y los hematíes, y la lesión física endotelial (degradación del glucocálix y alteración de su permeabilidad), todas ellas activadas en respuesta al traumatismo, parecen desempeñar una función crucial en el desarrollo de la coagulopatía aguda de trauma-*shock.*[15,17] Por otra parte, la pérdida de reactividad endotelial (vasodilatación refractaria) y la lesión por isquemia-reperfusión pueden desencadenar situaciones hemodinámicas irresolubles en el paciente con traumatismo grave.[39] Recientes investigaciones sugieren que la degradación del glucocálix endotelial (con liberación de numerosas biomoléculas, como sindecan-1, trombomodulina soluble, anexina V, hcDNA, etc.) podría constituir un nexo de unión entre los complejos e interconectados procesos de lesión tisular/endotelial, respuesta inflamatoria, isquemia-reperfusión, actividad simpático-adrenal, hemostasia y coagulopatía aguda de trauma-*shock*.[15,17,42] A este componente primario, precoz o endógeno de coagulopatía asociada al traumatismo se agregarían posteriormente, o de manera simultánea, todos los demás factores causales de coagulopatía antes mencionados (componente secundario o exógeno, en especial hipotermia, acidosis y hemodilución), con un efecto negativo amplificado sobre la hemostasia (coagulopatía asociada al traumatismo).[4,12,17,25,29] En los últimos años, la detección y el tratamiento precoces de la coagulopatía asociada al traumatismo y la coagulopatía aguda de trauma-*shock* constituyen uno de los principales retos del tratamiento (multidisciplinario) del paciente politraumatizado («resucitación hemostática»).[3-5] No se dispone aún de suficientes datos sobre el tratamiento óptimo de la coagulopatía aguda de trauma-*shock*.[4,19] La administración precoz de plasma fresco congelado, plaquetas y hemoderivados en altas proporciones, el empleo de antifibrinolíticos sistémicos (ácido tranexámico), el uso individualizado de factores de la coagulación (fibrinógeno, complejo protrombínico, rFVIIa, factor XIII), la detección precoz de marcadores de hipocoagulabilidad/hiperfibrinólisis, la aplicación de técnicas de tromboelastografía o tromboelastometría, y la resolución del estado global de hipoperfusión-*shock*, constituyen algunas de las aproximaciones terapéuticas sugeridas para la coagulopatía aguda de trauma-*shock*, junto con el resto de las medidas descritas para paliar los múltiples efectos deletéreos de la tríada letal.[3,6,12,19,24,29,35,38]

3 Hemostáticos tópicos

Las guías internacionales recomiendan de forma unánime minimizar el intervalo entre el momento de la lesión y el cese del sangrado (evidencia 1A).[1-3,20] El control de la hemorragia intraabdominal traumática debe alcanzarse lo antes posible, empleando el control quirúrgico directo, taponamiento, hemostáticos locales, angioembolización o cualquier otra medida disponible.[3,5,12] La combinación de agentes hemostáticos tópicos con el resto de las maniobras quirúrgicas está ampliamente recomendada para lograr una adecuada hemostasia.[43-45] Se consideran «hemostáticos o prohemostáticos tópicos» un grupo muy heterogéneo de dispositivos o materiales, de uso habitualmente intraoperatorio, con demostrada eficacia (obtención de la hemostasia) y seguridad (biocompatibles).[5,44,45] Existe una gran variedad de productos en el mercado, que conceptualmente pueden agruparse en pegamentos biológicos (aerosoles o aplicadores directos) y esponjas-colágenos.[5,43,45] Mención aparte merecen los denominados hemostáticos inorgánicos (minerales tipo zeolita, esmectita, caolinita) y los polisacáridos hemostáticos (chitosán, glucosaminoglucanos o hemosferas), empleados habitualmente en el ámbito militar o extrahospitalario.[3,46] Los aerosoles consisten en jeringas precargadas para su aplicación pulverizada sobre una superficie sangrante o zona a sellar, y precisan su descongelación antes de ser usados; en general se trata de compuestos de fibrinógeno y trombina, que reproducen los últimos pasos del proceso de la coagulación (acelerando la formación del coágulo de fibrina).[5,43] Los aplicadores directos son jeringas diseñadas para su aplicación sobre el foco hemorrágico, de composición variable (matriz hemostática de trombina, colágeno, gelatina, polisacáridos, etc.).[2] Las esponjas bioactivas *(Tachosil®*, laboratorios Takeda) poseen un soporte colágeno y una superficie activa (fibrinógeno y trombina) totalmente biodegradables (3-6 meses), y son especialmente útiles en el control de la hemorragia intraoperatoria.[2,5]

Dentro del subgrupo de los materiales no bioactivos se encuentra una amplia gama de productos con variados formatos (celulosa oxidada, colágeno, gelatina absorbible, etc.).[44]

4　Conclusiones

La tríada letal asociada al traumatismo grave representa la combinación sinérgica y simultánea de tres factores críticos (hipotermia, acidosis metabólica y coagulopatía). La presencia de una disfunción grave de la hemostasia y de las reservas fisiológicas tiene un papel capital en el pronóstico vital del paciente con politraumatismo. La coagulopatía aguda de trauma-*shock* constituye una forma especial y precoz de alteración de la hemostasia intrínsecamente asociada al traumatismo grave, de naturaleza compleja y multifactorial. La prevención, el diagnóstico y el tratamiento precoces de la tríada letal y de la coagulopatía aguda de trauma-*shock* resultan absolutamente imprescindibles, con el único objetivo de rescatar al paciente lo antes posible de un círculo vicioso que finalmente conduce a hemorragia persistente por coagulopatía refrectaria, fallo multiorgánico y muerte.

Bibliografía

1. ATLS®: Advanced Trauma Life Support®. Student Course Manual. 9th ed. Chicago, USA: American College of Surgeons; 2012.

2. Manual of Definitive Surgical Trauma Care (DSTC®). 3rd ed. London, UK: Boffard KD & IATSIC & Hodder Arnold; 2011.

3. Spahn DR, Bouillon B, Cerny V, Coats TJ, Duranteau J, Fernández-Mondéjar E, *et al.* Management of bleeding and coagulopathy following major trauma: an updated European guideline. Crit Care. 2013; 17: R76.

4. Kutcher ME, Kornblith LZ, Narayan R, Curd V, Daley AT, Redick BJ, *et al.* A paradigm shift in trauma resuscitation: evaluation of evolving massive transfusion practices. JAMA Surg. 2013; 148: 834-40.

5. Gruen RL, Brohi K, Schreiber M, Balogh ZJ, Pitt V, Narayan M, *et al.* Haemorrhage control in severely injured patients. Lancet. 2012; 380: 1099-108.

6. Holcomb JB, Del Junco DJ, Fox EE, Wade CE, Cohen MJ, Schreiber MA, *et al.* The Prospective, Observational, Multicenter, Major Trauma Transfusion (PROMMTT) study: comparative effectiveness of a time-varying treatment with competing risks. Arch Surg. 2012; 15: 1-10.

7. Curry NS, Davenport RA, Hunt BJ, Stanworth SJ. Transfusion strategies for traumatic coagulopathy. Blood Rev. 2012; 26: 223-32.

8. Harris T, Thomas GO, Brohi K. Early fluid resuscitation in severe trauma. BMJ. 2012; 345: e5752.

9. Lier H, Krep H, Schroeder S, Stuber F. Preconditions of hemostasis

in trauma: a review. The influence of acidosis, hypocalcemia, anemia, and hypothermia on functional hemostasis in trauma. J Trauma. 2008; 65: 951-60.

10. Dirkmann D, Hanke AA, Görlinger K, Peters J. Hypothermia and acidosis synergistically impair coagulation in human whole blood. Anesth Analg. 2008; 106: 1627-32.

11. Theusinger OM, Madjdpour C, Spahn DR. Resuscitation and transfusion management in trauma patients: emerging concepts. Curr Opin Crit Care. 2012; 18: 661-70.

12. Sorensen B, Fries D. Emerging treatment strategies for trauma-induced coagulopathy. Br J Surg. 2012; 99: S40-50.

13. Grottke O. Coagulation management. Curr Opin Crit Care. 2012; 18: 641-6.

14. Mitra B, Tullio F, Cameron PA, Fitzgerald M. Trauma patients with the "triad of death". Emerg Med J. 2012; 29: 622-5.

15. Davenport R. Pathogenesis of acute traumatic coagulopathy. Transfusion. 2013; 53: 23S-27S.

16. Floccard B, Rugeri L, Faure A, Saint Denis M, Boyle EM, Peguet O, *et al.* Early coagulopathy in trauma patients: an on-scene and hospital admission study. Injury. 2012; 43: 26-32.

17. Frith D, Brohi K. The pathophysiology of trauma-induced coagu-

lopathy. Curr Opin Crit Care. 2012; 18: 631-6.

18. Martini WZ. Coagulopathy by hypothermia and acidosis: mechanisms of thrombin generation and fibrinogen availability. J Trauma. 2009; 67: 202-8.

19. Holcomb JB, Jenkins D, Rhee P, Johannigman J, Mahoney P, Mehta S, *et al.* Damage control resuscitation: directly addressing the early coagulopathy of trauma. J Trauma. 2007; 62: 307-10.

20. Asensio JA, Trunkey DD, editors. Current therapy of trauma and surgical critical care. Philadelphia, USA: Mosby-Elsevier; 2008.

21. Engström M, Schött U, Romner B, Reinstrup P. Acidosis impairs the coagulation: a thromboelastographic study. J Trauma. 2006; 61: 624-8.

22. Bouglé A, Harrois A, Duranteau J. Resuscitative strategies in traumatic hemorrhagic shock. Ann Intensive Care. 2013; 3: 1.

23. Maegele M, Lefering R, Yucel N, Tjardes T, Rixen D, Paffrath T, *et al.* Early coagulopathy in multiple injury: an analysis from the German Trauma Registry on 8724 patients. Injury. 2007; 38: 298-304.

24. Da Luz LT, Nascimento B, Rizoli S. Thrombelastography (TEG®): practical considerations on its clinical use in trauma resuscitation. Scand J Trauma Resusc Emerg Med. 2013; 21: 29.

25. Fries D. The early use of fibrinogen, prothrombin complex con-

centrate, and recombinant-activated factor VIIa in massive bleeding. Transfusion. 2013; 53: 91S-95S.

26. Fenger-Eriksen C, Tønnesen E, Ingerslev J, Sørensen B. Mechanisms of hydroxyethyl starch-induced dilutional coagulopathy. J Thromb Haemost. 2009; 7: 1099-105.

27. Wohlauer MV, Moore EE, Thomas S, Sauaia A, Evans E, Harr J, *et al.* Early platelet dysfunction: an unrecognized role in the acute coagulopathy of trauma. J Am Coll Surg. 2012; 214: 739-46.

28. Holcomb JB, Zarzabal LA, Michalek JE, Kozar RA, Spinella PC, Perkins JG, *et al.* Increased platelet: RBC ratios are associated with improved survival after massive transfusion. J Trauma. 2011; 71: S318-28.

29. Guth MC, Kaufner L, Kleber C, von Heymann C. Therapy of trauma-induced coagulopathy – what is the evidence? Anasthesiol Intensivmed Notfallmed Schmerzther. 2012; 47: 528-39.

30. Schöchl H, Schlimp CJ. Trauma bleeding management: the concept of goal-directed primary care. Anesth Analg 2013 Jun 11. [Epub ahead of print]

31. Perel P, Roberts I, Ker K. Colloids versus crystalloids for fluid resuscitation in critically ill patients. Cochrane Database Syst Rev. 2013; 2: CD000567.

32. Guidry C, Gleeson E, Simms ER, Stuke L, Meade P, McSwain NE Jr, *et al.* Initial assessment on the impact of crystalloids versus colloids during damage control resuscitation. J Surg Res. 2013; 185: 294-9.

33. Zarychanski R, Abou-Setta AM, Turgeon AF, Houston BL, McIntyre L, Marshall JC, *et al.* Association of hydroxyethyl starch administration with mortality and acute kidney injury in critically ill patients requiring volume resuscitation: a systematic review and meta-analysis. JAMA. 2013; 309: 678-88.

34. Bickell WH, Wall MJ Jr, Pepe PE, Martin RR, Ginger VF, Allen MK, *et al.* Immediate versus delayed fluid resuscitation for hypotensive patients with penetrating torso injuries. N Engl J Med. 1994; 331: 1105-9.

35. CRASH-2 trial collaborators, Shakur H, Roberts I, Bautista R, Caballero J, Coats T, *et al.* Effects of tranexamic acid on death, vascular occlusive events, and blood transfusion in trauma patients with significant haemorrhage (CRASH-2): a randomised, placebo-controlled trial. Lancet. 2010; 376: 23-32.

36. Pusateri AE, Weiskopf RB, Bebarta V, Butler F, Cestero RF, Chaudry IH, *et al.* Tranexamic acid and trauma: current status and knowledge gaps with recommended research priorities. Shock. 2013; 39: 121-6.

37. Hauser CJ, Boffard K, Dutton R, Bernard GR, Croce MA, Holcomb JB, *et al.* Results of the CON-

TROL trial: efficacy and safety of recombinant activated Factor VII in the management of refractory traumatic hemorrhage. J Trauma. 2010; 69: 489-500.

38. Napolitano LM, Cohen MJ, Cotton BA, Schreiber MA, Moore EE. Tranexamic acid in trauma: how should we use it? J Trauma Acute Care Surg. 2013; 74: 1575-86.

39. CRASH-2 collaborators, Roberts I, Shakur H, Afolabi A, Brohi K, Coats T, *et al*. The importance of early treatment with tranexamic acid in bleeding trauma patients: an exploratory analysis of the CRASH-2 randomised controlled trial. Lancet. 2011; 377: 1096-101.

40. Summary of the report of the 18th meeting of the WHO Expert Committee on the Selection and Use of Essential Medicines. Section 10. Accra, Ghana, 21-25 March 2011.

41. Mamtani R, Nascimento B, Rizoli S, Pinto R, Lin Y, Tien H. The utility of recombinant factor VIIa as a last resort in trauma. World J Emerg Surg. 2012; 7: S7.

42. Ostrowski SR, Johansson PI. Endothelial glycocalyx degradation induces endogenous heparinization in patients with severe injury and early traumatic coagulopathy. J Trauma Acute Care Surg. 2012; 73: 60-6.

43. Georgiou C, Neofytou K, Demetriades D. Local and systemic hemostatics as an adjunct to control bleeding in trauma. Am Surg. 2013; 79: 180-7.

44. Achneck HE, Sileshi B, Jamiolkowski RM, Albala DM, Shapiro ML, Lawson JH. A comprehensive review of topical hemostatic agents: efficacy and recommendations for use. Ann Surg. 2010; 251: 217-28.

45. Seyednejad H, Imani M, Jamieson T, Seifalian AM. Topical haemostatic agents. Br J Surg. 2008; 95: 1197-225.

46. Kunio NR, Riha GM, Watson KM, Differding JA, Schreiber MA, Watters JM. Chitosan based advanced hemostatic dressing is associated with decreased blood loss in a swine uncontrolled hemorrhage model. Am J Surg. 2013; 205: 505-10.

Capítulo 7

Soporte nutricional

D. CARDONA

Servicio de Farmacia
Hospital de la Santa Creu i Sant Pau
Universitat Autònoma de Barcelona
Barcelona

Correspondencia:
Dr. Daniel Cardona Pera
dcardona@santpau.cat

Sinopsis

La introducción de la técnica del abdomen abierto ha supuesto una mejoría sustancial en las posibilidades de supervivencia de un grupo de pacientes graves con patología diversa que acaban presentando un síndrome compartimental abdominal. En estos enfermos es importante iniciar el soporte nutricional lo antes posible, ya que ese estado inflamatorio se caracteriza por un aumento de los mediadores proinflamatorios y provoca un estado hipermetabólico, con aumento del catabolismo, proteólisis en el músculo, desnutrición proteica y empeoramiento de la respuesta inmunitaria, y con ello disfunción de los diferentes órganos. Diversos estudios han demostrado la superioridad de la nutrición enteral frente a la parenteral, ya que preserva la integridad de la mucosa intestinal y evita su atrofia con el aumento de la permeabilidad que conlleva. A pesar de todo, algunos enfermos graves serán candidatos a nutrición parenteral en un primer momento. La nutrición enteral precoz ha demostrado ser segura y disminuir las complicaciones infecciosas, pero no muestra una relación directa con la disminución de las fístulas enteroatmosféricas, que son una de las complicaciones más graves del abdomen abierto y obligan a un tratamiento electrolítico y nutricional estricto. Las diferentes sociedades científicas discrepan en la utilización de nutrición enteral con inmunomoduladores en los enfermos graves.

1 Introducción

La presencia de un abdomen abierto (laparotomía que se realiza sin cerrar la fascia ni la piel) secundario a un traumatismo o a otra patología quirúrgica abdominal puede complicar, por su alto catabolismo, el tratamiento nutricional de los pacientes.

Una de las técnicas que ha contribuido a la mejora en la supervivencia ha sido la introducción del concepto de «control de daños» quirúrgico descrito por Stone *et al.*[1] y Rotondo *et al.*[2], tal como se ha comentado en otros capítulos.

La World Society of the Abdominal Compartment Syndrome, en su consenso de mayo de 2013,[3] clasifica la hipertensión intraabdominal ($\geq 12\,$mmHg) en cuatro grados y la define como síndrome compartimental abdominal (SCA) cuando la presión intraabdominal es $\geq 20\,$mmHg y se asocia a disfunción de órganos (cerebro, corazón, pulmón, riñón e intestino)[4].

Según Bansal y Coimbra,[5] el objetivo en estos pacientes sería:

- Calcular el tiempo de cierre de la pared abdominal y los métodos a seguir en su cierre temporal.
- Evaluar la pérdida de volumen de líquido y reemplazarlo.

- Utilizar medicación concomitante, como antibióticos y bloqueantes neuromusculares.
- Instaurar soporte nutricional.

El soporte nutricional deberá iniciarse lo antes posible para neutralizar la respuesta hipermetabólica con pérdida de proteínas musculares, inhibición de la síntesis proteica y pérdida importante de proteínas por el líquido abdominal. La desnutrición proteica conduce a fallo multiorgánico, sobre todo del tracto gastrointestinal y posteriormente de los sistemas respiratorio y cardiovascular.

2 Abdomen abierto

La literatura confirma la bondad del abdomen abierto en los pacientes sometidos a control de daños, con o sin SCA.[1,2]

Miller *et al.*[6] encuentran una morbilidad asociada, en enfermos sometidos a control de daños, del 25%, de la cual un 33% corresponde a formación de fístulas, infección de la herida y abscesos, en partes iguales.

En otro estudio en enfermos con abdomen abierto, en su mayoría traumáticos y en menor número de cirugía general y vascular, Cheatham y Safcsak[7] observan una mejoría de la supervivencia con una diferencia significativa (50% frente a 72%), una reducción en la formación de fístulas enteroatmosféricas (del 8,6% al 3%) y un aumento de la posibilidad de cierre abdominal primario (del 59% al 81%) con un tiempo medio de cierre de 22 ± 21 días a 10 ± 10 días. Los autores no indican qué tipo de soporte nutricional utilizan.

2.1 Consideraciones fisiológicas en el abdomen abierto

2.1.1 Hipovolemia

La situación de abdomen abierto puede suponer un balance negativo de líquidos de menos de 12 litros al día por pérdida de líquido gastrointestinal (fluido intersticial y agua del tejido conectivo y cartílago), y por ello deberá controlarse estrictamente el balance de fluidos para mantener una diuresis de entre 50 y 100 ml/h, difícil de controlar en un proceso proinflamatorio y con la albúmina baja.

De inicio debe administrarse solución salina fisiológica o mejor lactato de Ringer, ya que se metaboliza a bicarbonato y neutraliza las pérdidas de este electrólito en el líquido gastrointestinal. Una vez corregida la hipovolemia, podremos seguir con solución salina hipotónica.

La hiperhidratación, en estos enfermos candidatos a nutrición parenteral (NP) con diuresis ajustadas y con más de 5 litros de líquidos administrados, nos limitará los volúmenes de la NP a menos de 1,5 l/día.

2.1.2 *Balance negativo de nitrógeno*

Una segunda consideración son las pérdidas de los fluidos ricos en proteínas aumentando el balance negativo de nitrógeno, que deberemos neutralizar con la nutrición artificial. En un estudio prospectivo de 20 enfermos con abdomen abierto de las áreas de traumatología y cirugía, en los primeros cinco días tras la laparotomía de control de daños se observaron pérdidas medias de 3,5 g de nitrógeno al día en el líquido abdominal, con balances nitrogenados totales (pérdidas por orina más pérdidas abdominales) de un promedio en cinco días de –14,6 g de nitrógeno. Todos los pacientes toleraban la nutrición enteral (NE), con una ingesta promedio en estos primeros cinco días de 5,2 g de nitrógeno (33 g de proteínas) al día.[8] En otro estudio con 17 enfermos candidatos a presión negativa de la herida, Wade *et al.*[9] estudian la riqueza del exudado en dos grupos: ocho enfermos con abdomen abierto y nueve enfermos con heridas de tejidos blandos. Todos recibieron NE, aproximadamente 1000 cal/día y 53 g/día de proteínas. En el grupo de abdomen abierto los pacientes perdieron 25 ± 14 g/l de proteínas, equivalentes a 11 ± 7 g de albúmina en unas pérdidas diarias de líquidos de 900 ± 547 ml/d; las pérdidas de nitrógeno ureico en 24 horas fueron de 221 ± 167 mg. En un tercer estudio de menor valor, y sólo en tres enfermos de 14 con abdomen abierto que toleraban la nutrición enteral (de un total de 45), Tsuei *et al.*[10] observaron un promedio de balance nitrogenado en orina de -15 gN$_2$/d en 19 días con NE, pero sin tener en cuenta las pérdidas abdominales.

2.2 ¿Qué tipo de soporte nutricional debe utilizarse?

A causa del estado hipercatabólico, en situación de abdomen abierto el soporte nutricional debe ser lo más precoz posible. Dada la complejidad de los enfermos ingresados en la unidad de cuidados intensivos (UCI), el soporte nutricional puede ser administrado por diferentes vías: NP o NE solas, o una combinación de ambas, e incluso la vía oral con algún soporte artificial.

A pesar de que el abdomen agudo se manifiesta inicialmente con signos de distensión y disfunción intestinal, la administración de NP total en vez de NE no está justificada en un primer momento y siempre se intentará la NE precoz (NEP).

Aunque desde la década de 1980 se conocen las ventajas de la NEP frente a la NP en los enfermos quirúrgicos y graves (efecto trófico protector sobre la barrera intestinal, mejoría en el cierre de las heridas, disminución del riesgo de infecciones, etc.), en la práctica diaria en las UCI no es posible iniciar la NE debido al uso de bloqueantes musculares y de analgesia o sedación.

En una revisión sistemática, Marik *et al.*[11] encuentran diferencias significativas a favor del inicio de la NEP antes de transcurridas 36 horas, con una disminución de las infecciones y de la estancia hospitalaria, pero no de la mortalidad.

Sin embargo, debemos tener en cuenta que debido a la dificultad de lograr administrar las calorías y las proteínas necesarias exclusivamente con la NE estaremos obligados a suplementarla con NP.

Se han estudiado los beneficios y las complicaciones de iniciar la NE en las primeras 48 horas en los enfermos ingresados en la UCI, y si es necesario suplementar con NP total (NPT) para administrar las calorías necesarias. Casaer *et al.*[12] y Sena *et al.*[13] observaron, en pacientes que recibieron NE más NP precoz a las 48 a 72 horas del ingreso, un aumento significativo de las infecciones nosocomiales y de los días con ventilación mecánica y de estancia en UCI, al compararlos con un grupo de inicio más tardío. Además, Sena *et al.*,[13] en su grupo de enfermos con traumatismos, encuentran una mayor mortalidad en el grupo de NP precoz.

Dos estudios encuentran un aumento de la mortalidad en enfermos graves, con sepsis tras cirugía gastrointestinal,[14] en los que se inicia exclusivamente NP. Estos resultados corroboran el estudio multicéntrico y observacional de Kutsogiannis *et al.*[15], en el cual los enfermos con NP precoz (≤ 48 h) o > 48 h como suplemento de la NE presentaban una mayor mortalidad a los 60 días que el grupo de NEP, con una diferencia estadísticamente significativa.

Singer *et al.*[16] comparan dos grupos de enfermos graves que reciben NE a partir del tercer día. En el grupo de estudio se calculan las necesidades diarias de calorías y proteínas por calorimetría indirecta, mientras que el grupo control sigue una pauta fija de 25 kcal/kg al día. En aquellos casos que lo requerían se suplementaba con NPT. En el grupo control se administró una mayor cantidad de calorías y proteínas. Los autores observan, con diferencia significativa, una tendencia a menor mortalidad en el grupo de estudio, pero un aumento de los días con ventilación mecánica y de estancia en la UCI, al compararlos con el grupo control.

Heidegger *et al.*[17] contradicen estos resultados y repiten el estudio de Singer *et al.*[16], con dos grupos que reciben el mismo tratamiento calórico-proteico, pero uno recibe NE más suplementación de NP y el otro NE en exclusiva. El grupo de NE suplementada con NP recibe un 103 % de las calorías necesarias, frente al 77 % del grupo con NE sola. Sorprendentemente se observan diferencias significativas en el mayor número de infecciones en el grupo de NE sola. No encontraron diferencias en la mortalidad, el número de días de ventilación mecánica, la duración del tratamiento antibiótico ni el tiempo de estancia en la UCI.

2.3 *Nutrición enteral en los pacientes con abdomen abierto*

Tsuei *et al.*[10] y Velázquez *et al.*[18] estudiaron la eficacia y la tolerabilidad de la NE, y observaron que más del 70 % de los enfermos recibieron la cantidad adecuada de calorías y proteínas por sonda nasoduodenal y yeyunostomía, respectivamente. Tsuei *et al.*[10] también encuentran un aumento significativo de la prealbúmina, y en cuanto a la tolerabilidad de la NE indican que el 36 % de los enfermos presentan reflujo y un 42 % diarrea, frente al 13 % hallado por Velázquez *et al.*[18]

Respecto a la relación entre la NEP y el tiempo de cierre abdominal, Dissanaike *et al.*[19] no encuentran diferencias entre los grupos, pero sí que el grupo con NEP (< 36 h) tiene una menor incidencia de neumonía relacionada con la ventilación mecánica (p = 0,008). Byrnes *et al.*[20], por el contrario, refieren que en el grupo de enfermos con NEP el cierre de la pared tardó 7,08 días, frente a 3,4 días en el grupo sin NEP. No observan formación de fístulas en ninguno de los dos grupos

Yuan *et al.*[21], en un estudio retrospectivo, evalúan el papel de la NE en el cierre abdominal. Observan diferencias significativas en el cierre abdominal y la mortalidad a favor del grupo en que la NE se inició antes de 14 días (con un promedio de 14,28 días frente a 18,45 días en el grupo que recibió NE después de 14 días, con una mortalidad del 11 % y el 47,8 %, respectivamente). Sorprende la alta formación de fístulas enteroatmosféricas en ambos grupos, en más del 95 % de los enfermos, y destaca casi un 40 % de intestino delgado.

El principal trabajo que encuentra una relación positiva entre el inicio de la NEP en los cuatro primeros días frente a la NE tardía (más de cuatro días después) es el de Collier *et al.*[22], que obtiene diferencias significativas en cuanto al cierre abdominal precoz (< 8 días), la disminución de la formación de fístulas (4 frente a 9) y los menores gastos de hospitalización. No se observan diferencias significativas en el número de complicaciones sépticas, la estancia en la UCI ni la hospitalización.

En la figura 1 se muestra el algoritmo de Powell y Collier[23] para el seguimiento nutricional de estos enfermos.

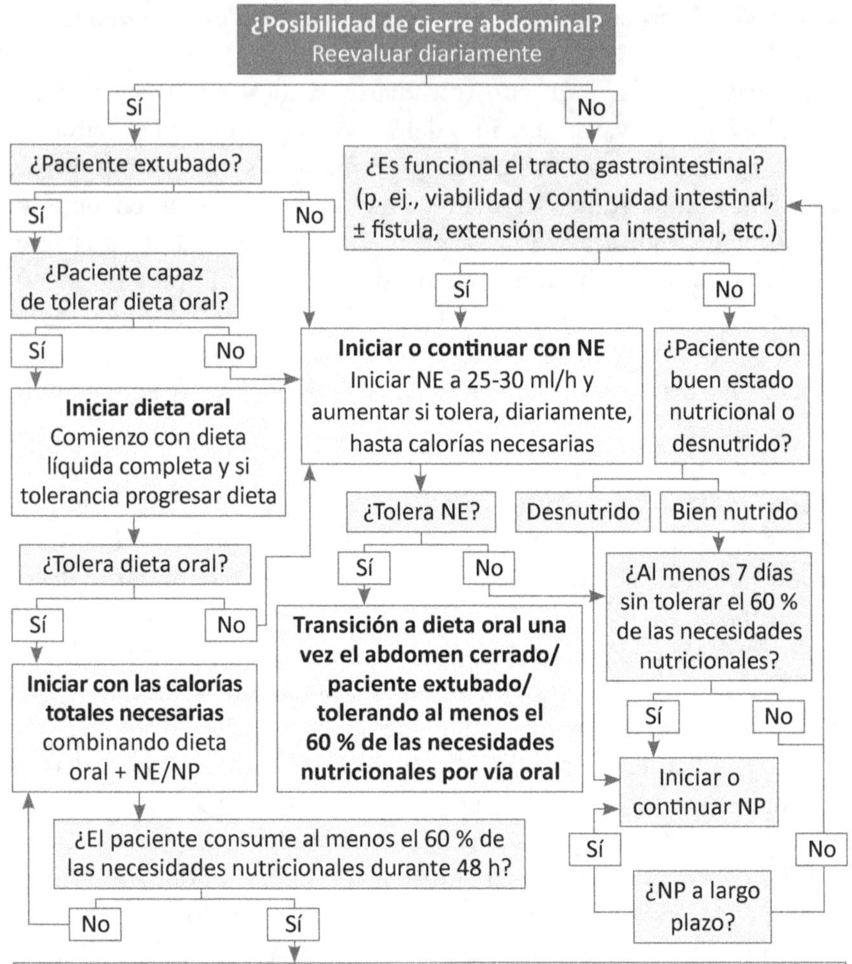

Figura 1. Algoritmo de soporte nutricional en los pacientes con abdomen abierto. (Reproducida con permiso de ref. 23.)

3   Formulaciones de soporte nutricional

En la tabla 1 se muestran las necesidades de fluidoterapia y el cálculo de las calorías y las proteínas necesarias en estos enfermos altamente catabólicos en las UCI.[24]

Fluidoterapia

• Volumen ml/día = superficie corporal × 1320,3
Deben tenerse en cuenta las pérdidas de líquidos:
  – Diuresis: 1200-1500 ml/día
  – Pérdidas insensibles (ml): peso/2 × 24 h
  – Hipertemia: 360 ml por cada grado a partir de 37 °C
  – Otras pérdidas (véase la tabla 3)

Necesidades calóricas

• Cálculo de la energía basal según Mifflin-St Jeor:
  – Mujeres: 10 × peso (kg) + 6,25 × altura (cm) − 5 × edad (años) − 161
  – Hombres: 10 × peso (kg) + 6,25 × altura (cm) − 5 × edad (años) + 5
• Cálculo de las calorías totales en enfermos graves con ventilación mecánica:
  – Penn State 2010:
    - Obesos ≥ 30 kg/m² y ≥ 60 años: Mifflin × 0,71 + Tmáx día anterior × 85 + ventilación l/min × 64 − 3085
    - Otros: Mifflin × 0,96 + Tmáx día anterior × 167 + ventilación l/min × 31 − 6212
• Cálculo de las calorías totales en enfermos graves en el destete:
  – Ireton-Jones 1992: 629 − 11 × edad (años) + 25 × peso (kg) − 609 × obesidad
  Obesidad: si ≥ 27kg/m², × 1; si < 27kg/m², × 0.

Necesidades proteicas
• Enfermos sin diálisis: 1,5-2 g/kg al día • Enfermos con diálisis extracorpórea: máximo 1,2 g/kg al día • Enfermos con hemodiálisis convencional: máximo 1g/kg al día con aminoácidos para insuficiencia renal • Relación calorías no proteicas y nitrógeno administrado en UCI: 80-100:1

Tabla 1. Cálculo de la fluidoterapia, las calorías y las proteínas.

4   Formulación de la nutrición enteral en los pacientes con traumatismos. Dietas estándar frente a inmunomoduladores

Las principales guías clínicas recomiendan las fórmulas normoproteicas y normocalóricas en los enfermos con traumatismos ingresados en la UCI (grado C),[25] pero tanto la European Society of Parenteral and Enteral Nutrition como la American Society of Parenteral and Enteral Nutrition recomiendan dietas inmunomoduladoras con ácidos grasos omega-3, nucleótidos y arginina en los pacientes de cirugía abdominal por traumatismo y en la UCI (grado A).[25-27]

Marik *et al.*[28], en un metaanálisis de dietas inmunomoduladoras en enfermos de UCI entre 1966 y 2007, en el grupo de enfermos con traumatismos encuentran una reducción de las infecciones (–0,63; intervalo: 0,47-0,86), pero no observan diferencias significativas en los días de estancia hospitalaria ni en la mortalidad.

Hegazi y Wischmeyer[29] recogen las recomendaciones de expertos sobre los daños o beneficios de nutrientes específicos (arginina, glutamina, antioxidantes y omega-3) en las fórmulas de NE en los pacientes graves (véase la tabla 2).

Por último, sólo recordar que en cuanto a coste-eficacia las dietas con inmunomoduladores son de dos a tres veces más caras que las dietas enterales estándar.

5   Manejo nutricional de las fístulas en los pacientes con abdomen abierto

5.1   *Incidencia y clasificación*

Una de las complicaciones más importantes en los enfermos con abdomen abierto es la formación de fístulas enteroatmosféricas. En una revisión realizada en PubMed por Becker *et al.*[30] su incidencia varía, según los estudios, entre el 0 % y el 26 %, e incluso llega al

Tipo de enfermos	CCCPG	ESPEN	ASPEN/SCCM
General	Arginina (no beneficio) Glutamina (NR) Antioxidantes (PB)	NR NR NR	Arginina (PB) Glutamina (PB) Antioxidantes (PB)
Cirugía electiva	Arginina (NR)	Arginina (beneficio)	Arginina (beneficio)
Traumatismos	Arginina (no beneficio) Glutamina (PR) Antioxidantes (NR)	Arginina (beneficio) Glutamina (beneficio) Antioxidantes (NR)	Arginina (beneficio) Glutamina (PB) Antioxidantes (beneficio)
Quemados	Arginina (no beneficio) Glutamina (PR) Antioxidantes (NR)	Arginina (NR) Glutamina (beneficio) Antioxidantes (beneficio)	Arginina (beneficio) Glutamina (PB) Antioxidantes (beneficio)
Sepsis	Arginina (perjuicio) Antioxidantes (NR)	Arginina (perjuicio en sepsis grave; beneficio en sepsis moderada) Antioxidantes (NR)	Arginina (perjuicio en sepsis grave; beneficio en sepsis moderada) Antioxidantes (beneficio)
LPA/SDRA	Ácidos grasos omega-3 y gamma linoleico omega-6 (beneficio) Arginina (no beneficio) Antioxidantes (NR)	Ácidos grasos omega-3 (beneficio) Arginina (NR) Antioxidantes (beneficio)	Ácidos grasos omega-3 y gamma linoleico omega-6 (beneficio) Arginina (NR) Antioxidantes (beneficio)

Continúa

Tipo de enfermos	CCCPG	ESPEN	ASPEN/SCCM
Intolerancia a la nutrición enteral	Para muchos pacientes están indicadas las fórmulas con proteína entera, mientras que las proteínas hidrolizadas están formuladas para disfunciones gastrointestinales, como síndrome del intestino corto o pancreatitis	Para muchos pacientes están indicadas las fórmulas con proteína entera, mientras que las proteínas hidrolizadas están formuladas para disfunciones gastrointestinales, como pancreatitis	Las fórmulas con proteínas hidrolizadas pueden ser consideradas para disfunciones gastrointestinales, como diarrea persistente o pancreatitis

CCCPG: *Canadian Critical Care Practice Guidelines;* ESPEN: European Society for Clinical Nutrition and Metabolism; LPA: lesión pulmonar aguda; NR: no recomendado; SCCM: Society of Critical Care Medicine; SDRA: síndrome de distrés respiratorio agudo; PB: poco probable.

Tabla 2. Recomendaciones de los expertos sobre los perjuicios y los beneficios de los inmunomoduladores en los enfermos graves. (Reproducida con permiso de ref. 29.)

95 % referido por Yuan *et al.*[21] En los primeros artículos revisados, la NEP parecía ofrecer un efecto protector sobre la formación de fístulas,[22] pero esto se contradice con lo comunicado posteriormente por otros autores que no encuentran una relación entre la formación de fístulas y la administración o no de NEP.[20]

5.2   Soporte nutricional

En primer lugar deben reponerse las pérdidas de fluidos y electrólitos, en función de la localización y el débito de la fístula (véase la tabla 3).

Las contraindicaciones de la NE incluyen la discontinuidad intestinal y un intestino remanente inferior a 75 cm de calidad aceptable, dato difícil de estimar a menos que se mida directamente en la cirugía.

Hemos de recordar que en el intestino delgado se absorben 75 g de proteínas, así que en las fístulas de esta localización deben suplementarse las calorías y las proteínas con NE u oral o NP, lo que significa que en las fístulas de alto débito hay que administrar 30 kcal/kg al día y 1,5-2,5 g/kg de proteínas al día.[31]

Durante el periodo de estabilización de la fistula, el tratamiento se inicia con omeprazol y somatostatina, que debe administrarse por vía intravenosa en infusión continua, o mejor octreotida, que por tener una vida media de 2 horas puede administrarse por vía subcutánea. No hay evidencia de que la octreotida mejore el cierre de las fístulas,[32] sobre todo en los casos en que dificulten el cierre (cuerpo extraño, enteritis rádica, enfermedad inflamatoria, tracto de la fístula epitelizado, neoplasia, obstrucción distal, sepsis).[33] La octreotida inhibe la hormona

Electrólitos/fluidos (pH)	Sodio	Potasio	H⁺	Cloro	CO₃HNa
Saliva (6,5-7)	10	26	–	10	30
Gástrico (4)	50	4,3-12	90	52-124	–
Duodenal (2ª-3ª porción) (6-6,6)	140	5	?	80	–
Bilis (7,8-8,6)	134-156	3,9-6,5	–	83-110	35-50
Páncreas (8)	113-153	2,6-7,4	–	55-95	70-110
Intestino delgado (7-9)	72-128	3,5-6,8	–	69-127	10-30
Ileostomía reciente (7-8)	112-142	3-7,5	–	82-125	15-30
Ileostomía adaptada (7-8)	50	4	–	25	15
Diarrea	50	35	–	40	45

Tabla 3. Pérdidas de electrólitos y pH en diferentes fluidos.

del crecimiento que potencia la inhibición de la función inmunitaria. Cabe recordar que cuando se inicie la NE hay que suspender la octreotida, ya que la NE estimula las secreciones gastrointestinales.

En las fístulas yeyunales e ileales de alto débito (>1000 ml/día) ya estabilizadas deberemos tener en cuenta las pérdidas de bicarbonato, sodio, potasio y sobre todo de magnesio, tanto si los enfermos están comiendo como si reciben NE.

En la figura 2 se muestra el protocolo a seguir en los enfermos con yeyunostomías e ileostomías en fase estable en cuanto a suplementación electrolítica, antidiarreicos (loperamida) y fibra soluble. Si con este enfoque el débito de la fístula continuara siendo de 2-2,5 l/día, los pacientes serán candidatos a recibir solución de hidratación por catéter central de electrólitos, vitaminas y oligoelementos en su domicilio, y además pueden continuar ingiriendo una dieta oral de absorción alta. En caso de que la fístula no se cierre en seis a ocho semanas, puede considerarse una nueva cirugía.

6   Conclusiones

- El abdomen abierto como consecuencia de una laparotomía de control daños y la descompresión abdominal para el tratamiento de los pacientes con SCA se han convertido en una práctica quirúrgica cada vez más frecuente en los enfermos graves.
- Intentar iniciar la NEP en las primeras 48 horas después de lograr la estabilidad hemodinámica y comprobar la continuidad del tracto digestivo es nuestra recomendación, y si no es posible iniciar la NPT.
- Una vez instaurada la NE hay que tender a administrar diariamente las calorías y las proteínas necesarias, teniendo en cuenta las pérdidas proteicas por el fluido abdominal, que pueden ser de entre 94 y 188 g de proteínas por litro (15-30 g N_2/l).
- La preocupación de que la NE retrase el cierre abdominal no parece estar justificada, como tampoco parece que disminuya el tiempo de cierre.

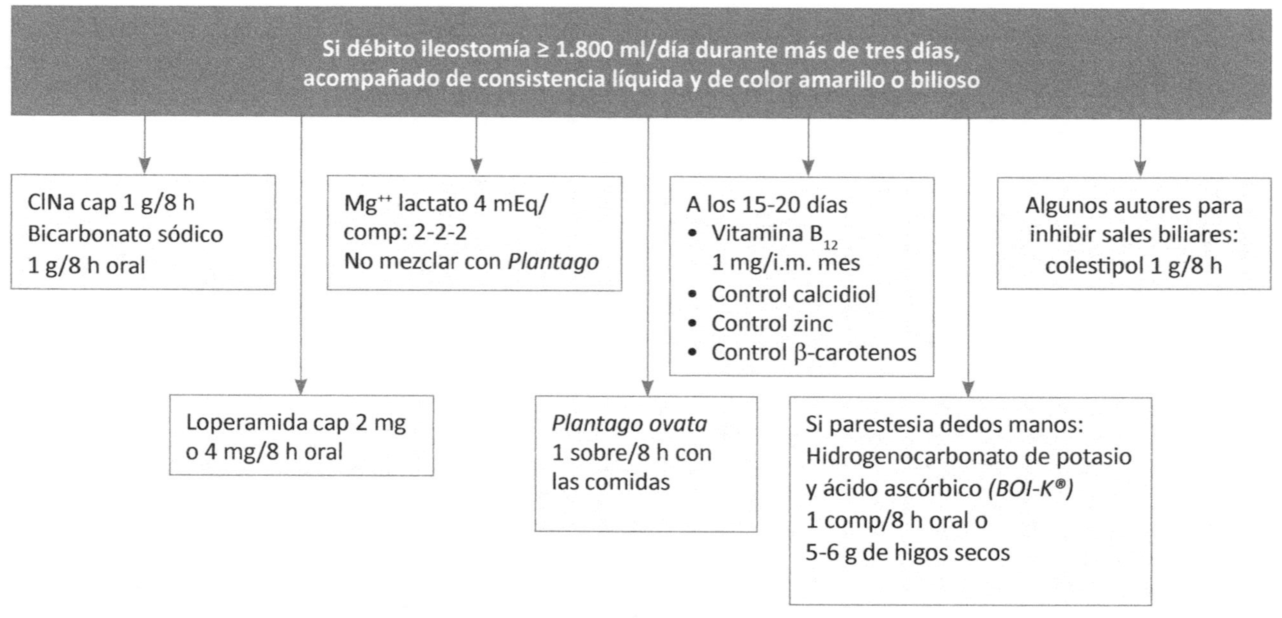

Figura 2. Algoritmo para pacientes con yeyunostomías e ileostomías terminales en fase estable según el autor.

- Existe controversia sobre la utilización de dietas de NE ricas en inmunomoduladores (arginina, glutamina, omega-3, antioxidantes) en los enfermos con traumatismos.

- La utilización de NEP no está relacionada con un incremento en la formación de fístulas enteroatmosféricas en el enfermo con abdomen abierto. En el tratamiento de las fístulas es importante la reposición, en un primer momento, de líquidos y electrólitos según la localización y el débito, mediante NE u oral o NP. No hay evidencia de que la octreotida mejore el débito de las fístulas.

Bibliografía

1. Stone HH, Strom PR, Mullins RJ. Management of the major coagulopathy with onset during laparotomy. Ann Surg. 1983; 197: 532-5.

2. Rotondo MF, Schwab CW, McGonigal MD, Phillips GR, Fruchterman TM, Kauder DR, *et al.* "Damage control": an approach for improved survival in exsanguinating penetrating abdominal injury. J Trauma. 1993; 35: 375-82.

3. Kirkpatrick AW, Roberts DJ, De Waele J, Jaeschke R, Malbrain Manu LNG, De Keulenaer B, *et al.* Intra-abdominal hypertension and the abdominal compartment syndrome: updated consensus definitions and clinical practice guidelines from the World Society of the Abdominal Compartment Syndrome. Intensive Care Med. 2013; 39: 1190-26.

4. Harrisson S, Smith J, Lambert A, Midwinter M. Abdominal compartment syndrome: an emergency department perspectives. Emerg Med J. 2008; 25: 128-32.

5. Bansal V, Coimbra R. Nutritional support in patients following damage control laparatomy with an open abdomen. Eur J Trauma Emerg Surg. 2013; 39: 243-8.

6. Miller RS, Morris JA, Díaz JJ, Herring MB, May AK. Complications after 344 damage control open celiotomies. J Trauma. 2005; 59: 1365-74.

7. Cheatham ML, Safcsak K. Is the evolving management of intra-abdominal hypertension and abdominal compartment syndrome improving survival? Crit Care Med. 2010; 38: 402-7.

8. Cheatham ML, Safcsak K, Brzezinski SJ, Lube MW. Nitrogen balance, proteine loss, and the open abdomen. Crit Care Med. 2007; 35: 127-31.

9. Wade Ch, Wolf SE, Salinas R, Jones JA, Rivera R, Hourigan L, *et al.* Loss of proteines, immunoglobulins, and electrolytes in exudates from negative pressure wound therapy. Nutr Clin Pract. 2010; 25: 510-6.

10. Tsuei BJ, Magnuson B, Swintosky M, Flynn J, Boulanger BR, Ochoa JB, *et al.* Enteral nutrition in patients with an open peritoneal cavity. Nutr Clin Pract. 2003; 18: 253-8.

11. Marik PE, Zaloga GP. Early enteral nutrition in acutely ill patients: a systematic review. Crit Care Med. 2001; 29: 2264-70.

12. Casaer MP, Mesotten D, Hermans G, Wouters PJ, Schetz M, Meyfroidt G, *et al.* Early versus late parenteral nutrition in critically ill adults. N Engl J Med. 2011; 365: 506-17.

13. Sena MJ, Utter GH, Cuschieri J, Maier RV, Tompkins RG, Harbrecht BG, *et al.* Early supplemental parenteral nutrition is associated with increased infectious complications in critically ill trauma patients. J Am Coll Surg. 2008; 207: 459-67.

14. Elke G, Schädler D, Engel C, Bogatsch H, Frerichs I, Ragaller M, *et al.* Current practice in nutritional support and its association with mortality in septic patients. Results from a national, prospective, multicenter study. Crit Care Med. 2008; 36: 1762-7.

15. Kutsogiannis J, Alberda C, Gramlich L, Cahill NE, Wang M, Day AG, *et al.* Early use of supplemental parenteral nutrition in critically ill patients: results of an international multicenter observacional study. Crit Care Med. 2011; 39: 2691-9.

16. Singer P, Anbar R, Cohen J, Shapiro H, Shalita-Chesner M, Lew S, *et al.* The tigth calorie control study (TICACOS): a prospective, randomized, controlled pilot study of nutritional support in critically ill patients. Intensive Care Med. 2011; 37: 601-9.

17. Heidegger CP, Berger MM, Graf S, Zingg W, Darmon P, Costanza MC, *et al.* Optimisation of energy provision with supplemental parenteral nutrition in critically ill patients: a randomised controlled clinical trial. Lancet. 2013; 381: 385-93.

18. Velázquez JO, Urbistazu JP, Vargas M, Guedez I, Cadenas M. Soporte nutricional en pacientes con abdomen abierto. Nutr Hosp. 2007; 22: 217-22.

19. Dissanaike S, Pham T, Shalhub S, Warner K, Hennessy L, Moore EE, *et al.* Effect of immediate enteral feeding on trauma patients with an open abdomen: protection from nosocomial infections. J Am Coll Surg. 2008; 207: 690-7.

20. Byrnes MC, Reicks P, Irwin E. Early enteral nutrition can be successfully implemented in trauma patients with an "open abdomen". Am J Surg. 2010; 199: 359-63.

21. Yuan Y, Ren J, Gu G, Chen J, Li J. Early enteral nutrition improves outcomes of open abdomen in gastrointestinal fistula patients complicated with severe sepsis. Nutr Clin Pract. 2011; 26: 688-94.

22. Collier B, Guillamondegui O, Cotton B, Donahue R, Conrad A, Groh K, *et al.* Feeding the open abdomen. JPEN J Parenter Enteral Nutr. 2007; 31: 410-15.

23. Powell NJ, Collier BN. Nutrition and the open abdomen. Nutr Clin Pract. 2012; 27: 499-506.

24. Frankenfield DC, Ashcraft CM. Estimating energy needs in nutrition support patients. JPEN J Parenter Enteral Nutr. 2011; 35: 563-70.

25. Weimann A, Braga M, Harsanyi L, Laviano A, Ljungqvist O, Soeters P, *et al.* ESPEN guidelines on enteral nutrition surgery including organ transplantation. Clin Nutr. 2006; 25: 224-44.

26. Kreymann KG, Berger MM, Deutz NEP, Hiesmayr M, Jolliet P, Kazandjiev G, *et al.* ESPEN guidelines on enteral nutrition intensive care. Clin Nutr. 2006; 25: 210-23.

27. Martindale RG, McClave SA, Vanek VW, McCarthy M, Roberts P, Taylor B, *et al.* Guidelines for the provision and assessment of nutrition support therapy in the adult critically ill patients: Society of Critical Care Medicine and American Society for Parenteral and Enteral Nutrition: executive summary. Crit Care Med. 2009; 37: 1757-61.

28. Marik PE, Zaloga GP. Immunonutrition in critically ill patients: a systematic review and analysis of the literature. Intensive Care Med. 2008; 34: 1980-90.

29. Hegazi RA, Wischmeyer PE. Clinical review: optimizing enteral nutrition for critically ill patients – a simple data driven formula. Crit Care. 2011; 15: 234.

30. Becker HP, Willms A, Schwab R. Small bowel fistulas and the open abdomen. Scand J Surg. 2007; 96: 263-71.

31. Makhdoom ZA, Komar MJ, Still CD. Nutrition and enterocutaneous fistulas. J Clin Gastroenterol. 2000; 31: 195-204.

32. Alizivatos V, Felekis D, Zorbalas A. Evaluation of the effectiveness of octreotide in the conservative treatment of postoperative enterocutaneous fistulas. Hepatogastroenterology 2002; 49: 1010-2.

33. Schecter WP. Management of enterocutaneous fistulas. Surg Clin N Am. 2011; 91: 481-91.

Capítulo 8

Cierre definitivo de la pared abdominal

M. López-Cano,[1] J.A. Pereira,[2] R. Medrano Caviedes[3]

[1] Cirugía de la Pared Abdominal
Hospital Universitari Vall d'Hebron
Universitat Autònoma de Barcelona
Barcelona

[2] Departamento de Cirugía General y Digestiva
Parc de Salut Mar
Barcelona
Departamento de Salud y Ciencias Experimentales
Universitat Pompeu Fabra
Barcelona

[3] Sección de Cirugía de Urgencias
Servicio de Cirugía General y Digestiva
Hospital de la Santa Creu i Sant Pau
Universitat Autònoma de Barcelona
Barcelona

Correspondencia:
Dr. Manuel López-Cano
mlpezcano@gmail.com

Sinopsis

Dejar la pared abdominal abierta para tratar un abdomen complejo o catastrófico conlleva la necesidad de cerrarla de manera definitiva una vez conseguido el objetivo terapéutico. El cierre definitivo dependerá de diferentes factores que darán lugar a varios escenarios clínicos, cada uno con características propias que determinarán la forma de cierre de la pared abdominal. En este capítulo se analizan estas diversas situaciones clínicas y sus opciones terapéuticas. Se considera la pared abdominal como un sistema orgánico independiente involucrado en maniobras terapéuticas que afectan a otros órganos.

1   Introducción

A lo largo de la presente obra se han ido desglosando los diferentes aspectos del tratamiento del abdomen complejo o catastrófico, entre los cuales el abdomen abierto es un elemento clave. El abdomen abierto se entiende como una acción intencionada por parte del cirujano en el tratamiento del abdomen complejo.[1,2] Una vez conseguido el objetivo terapéutico, debe realizarse el cierre definitivo de los planos musculofasciales para reconstituir la integridad de la pared abdominal.[1-5]

2 Factores de los que depende el cierre definitivo de la pared abdominal

El cierre definitivo de la pared abdominal en el contexto de un abdomen abierto dependerá fundamentalmente de tres circunstancias:

- Del cierre temporal utilizado previamente (técnicas de contención abdominal) para completar la acción terapéutica del abdomen abierto.[2,4,5] El cierre temporal debe proteger el contenido abdominal, prevenir la evisceración, permitir la evacuación de fluido tóxico o infectado de la cavidad abdominal, evitar el daño del tejido musculofascial, preservar el continente abdominal, facilitar reintervenciones y, muy importante, prevenir la aparición de fístulas enteroatmosféricas.[6] Hay diferentes métodos de cierre temporal (ya descritos en el capítulo 4): aproximación de la piel con pinzas de campo o suturas continuas, contención con depósito de plástico (bolsa de Bogotá), mallas sintéticas reabsorbibles o no reabsorbibles, métodos dinámicos, implantes biológicos o presión negativa.[7]
- De la capacidad de los tejidos musculofasciales para cerrar sin tensión, que a su vez depende de factores de la herida y del estado general del paciente.[6] Con independencia del cierre temporal utilizado, se reconoce un periodo ventana de unas dos a tres semanas desde que se dejó la pared abierta, el cual marca el límite para hacer un cierre definitivo precoz (cierre fascia-fascia) o tardío (hernia incisional planeada). Este periodo nos indica si

las asas intestinales y la pared abdominal están libres (resolución del edema) y permiten un cierre precoz, o si están fijas (abdomen congelado) y obligan a un cierre tardío.[4-8] Obviamente, se reconocen situaciones intermedias entre las asas y la pared libres y el abdomen congelado.

- De la presencia de una fístula enteroatmosférica, que se produce en un 5 % a un 75 % de los pacientes y constituye la complicación local más grave y difícil de tratar.[9]

3 Escenarios clínicos en el cierre definitivo de la pared abdominal

De lo descrito previamente se deduce que no hay una manera única o estándar de realizar el cierre definitivo tras un abdomen agudo. En nuestra opinión, el cirujano puede encontrarse con diferentes escenarios clínicos que plantearán diferentes opciones terapéuticas. Estas situaciones no son compartimentos estancos, ya que dependiendo de la evolución del paciente pueden cambiar o progresar de uno a otro.

3.1 *Pacientes sin fístula intestinal y cierre definitivo precoz*

Este grupo lo constituyen aquellos casos que antes de dos a tres semanas desde que se dejó la pared abierta presentan las asas intestinales y la pared abdominal libres, sin edema ni adherencias (véase la figura 1). La técnica de cierre definitivo que debe realizarse es el cierre musculofascial primario con sutura continua en un plano, utilizando un hilo sintético monofilamento reabsorbible de larga duración y siguiendo (como mínimo) la regla del 4:1 de Jenkins.[10,11] Se han descrito plastias con tejidos autólogos de la propia pared abdominal (separación de componentes, vainas anteriores de músculos rectos, músculos oblicuos) para mejorar el cierre o disminuir más la tensión de la pared.[12-15] Estas técnicas que utilizan plastias con tejidos

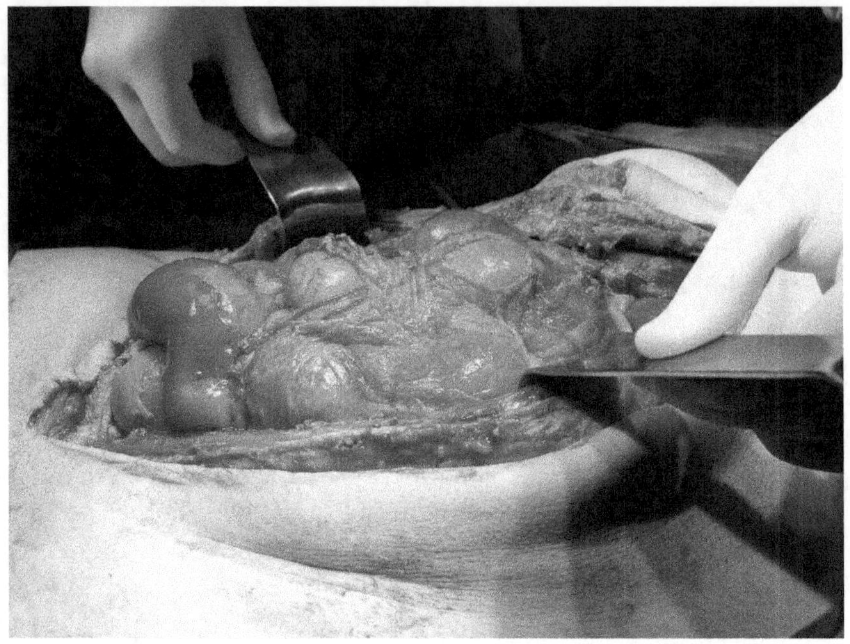

Figura 1

propios no deben usarse sin formación y experiencia previa. Su realización sin una adecuada selección del paciente puede hipotecar la reparación posterior en caso de que se desarrolle una hernia incisional. Sobre la utilización de mallas sintéticas (reabsorbibles o no) o implantes biológicos como refuerzo del cierre definitivo precoz no se dispone de datos en la literatura, y su uso dependerá de la decisión y la experiencia del cirujano.

3.2   *Pacientes sin fístula intestinal y cierre definitivo precoz progresivo*

Este grupo de pacientes lo constituyen aquellos que antes de transcurridas dos a tres semanas desde que se dejó la pared abierta presentan las asas y la pared parcialmente libres (no hay una resolución completa del edema) (véase la figura 2). En estos casos puede intentarse un cierre definitivo precoz progresivo, que dependerá de la mejoría paulatina del edema y del paciente. Se ha descrito la combinación de técnicas, como la aplicación de presión negativa más mallas sintéticas reabsorbibles o no reabsorbibles (polipropileno o politetrafluoroetileno expandido); en el caso de estas últimas, se van recortando en su línea media y resuturando progresivamente en su parte central hasta unir los bordes musculofasciales, y en ese momento se retira la malla y se suturan los bordes de la pared abdominal.[16-20] También se han utilizado implantes biológicos,[21-22] aunque no se recomiendan para puentear un defecto fascial y están por demostrar su durabilidad y la respuesta funcional a largo plazo.[23] Otras técnicas para el cierre definitivo precoz progresivo de la pared abdominal son los

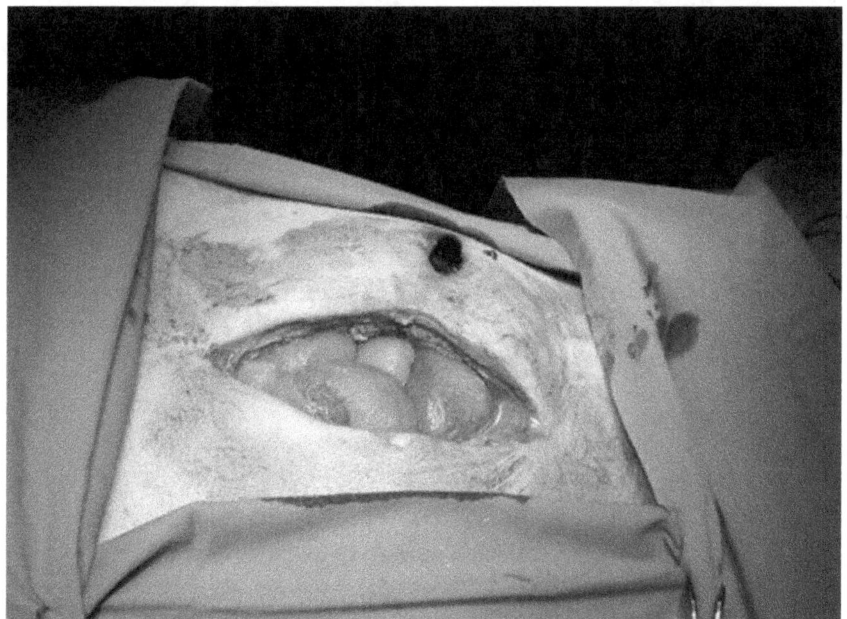

Figura 2

métodos dinámicos, materiales sintéticos comercializados que favorecen la aproximación fascial progresiva y que pueden combinarse con presión negativa.[24] Entre estos cierres dinámicos se encuentra el sistema *ABRA®* *(Abdominal Reapproximation Anchor;* Canica Design Inc, Almonte, Ontario, Canadá). Este método subdérmico utiliza botones de anclaje y elastómeros que van aproximando gradualmente los bordes de la herida. La tensión puede ajustarse según el resultado deseado. El sistema *ABRA®* ha demostrado su utilidad en estos pacientes, aunque se necesitan más estudios para identificar los candidatos ideales para esta técnica.[25] Otro sistema comercializado de cierre dinámico es el *Wittmann Patch®* (Starsurgical, Burlington, WI), que consiste en una prótesis fascial ajustable. Está formado por dos láminas adherentes de material polimérico de polipropileno biocompatible. Una lámina contiene microelementos en forma de seta (microganchos) y la otra microlazos. Ambas hojas quedan pegadas cuando se aprietan una contra otra. Es necesaria una gran fuerza tangencial de cizallamiento para separar ambas láminas. Al despegar la lámina superior de la inferior se abren las dos láminas y se accede a la cavidad abdominal. Al igual que el sistema *ABRA®*, se ha utilizado con éxito en este tipo de pacientes, pero se necesitan más datos y estudios para generalizar su uso.[26,27]

3.3 *Pacientes sin fístula intestinal y cierre definitivo tardío*

Este grupo lo constituyen aquellos pacientes que después de dos a tres semanas desde que se dejó la pared abierta presentan las asas y la pared fijas (abdomen congelado), en relación con una evolución tórpida (distrés respiratorio prolongado, peritonitis terciaria, etc.) (véase la figura 3). En estos casos, las alternativas pueden ser cubrir sólo con la piel, utilizar mallas sintéticas reabsorbibles, presión negativa o injertos cutáneos para posteriormente realizar un cierre tardío (6-12 meses) en el contexto de una hernia incisional planeada.[28-31]

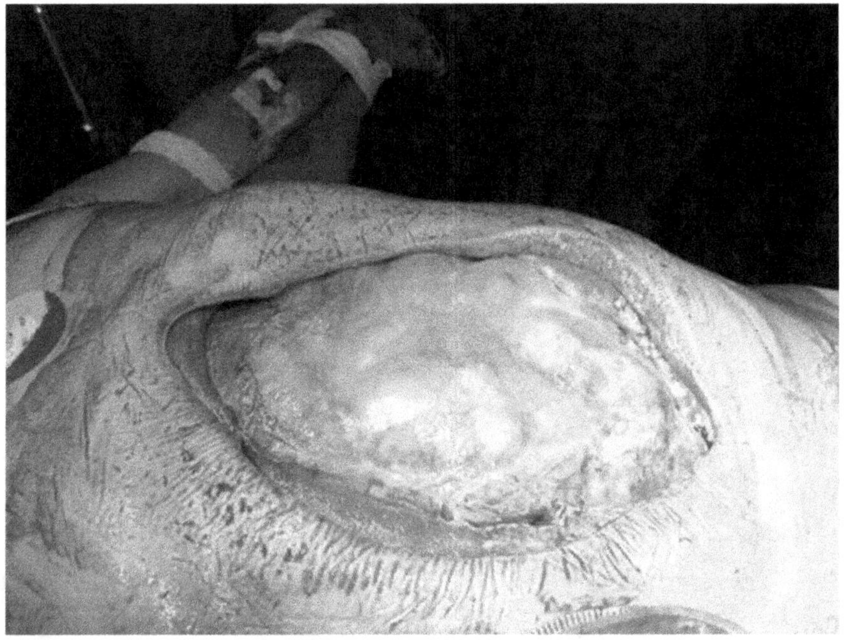

Figura 3

3.4 *Pacientes con fístula intestinal (enteroatmosférica)*

La fístula enteroatmosférica (véase la figura 4) se produce en un 5 % a un 75 % de los pacientes con abdomen abierto, y constituye la complicación local más grave y difícil de tratar, con una mortalidad de hasta el 42 %.[9] A diferencia de las fístulas enterocutáneas, éstas no se encuentran epitelizadas y vierten el contenido intestinal directamente a la herida que constituye la pared abierta, y por ello se denominan enteroatmosféricas.[9,32] Pueden producirse como resultado de una fuga anastomótica de las cirugías previas, por lesión intestinal o por exposición prolongada de la pared del intestino. El tratamiento tiene dos aspectos: el tratamiento sistémico (incluyendo la nutrición) y los cuidados de la herida abdominal. Los objetivos del tratamiento de una fístula enteroatmosférica son:[9]

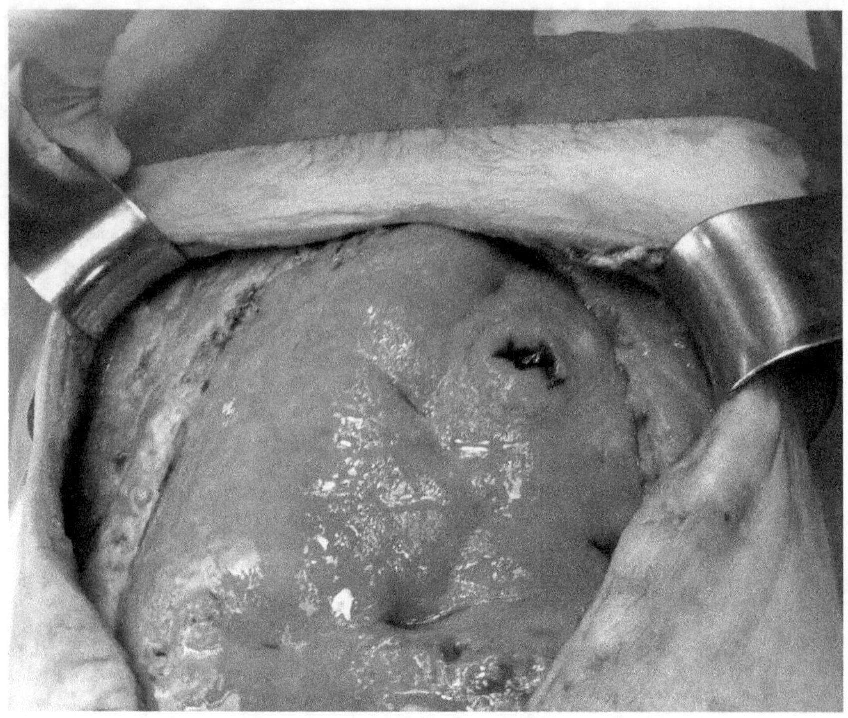

Figura 4

- Restauración del volumen sanguíneo y corrección de los desequilibrios hidroelectrolíticos y del equilibrio ácido-base.
- Reconocimiento y tratamiento de la infección y la sepsis con antibioticoterapia apropiada, evaluación de la presencia de abscesos intraabdominales y drenaje preferiblemente de manera percutánea.
- Reposo digestivo, inhibición de la secreción ácida gástrica, inhibición de la secreción intestinal y pancreática (somatostatina o análogos), y aspiración nasogástrica.
- Nutrición óptima mediante nutrición parenteral o enteral por sonda distal a la fístula, o una dieta baja en residuos de absorción alta.

- Control de la fístula mediante separación/succión del contenido intestinal y medida del débito cada 24 horas.
- Cuidado general de la herida alrededor de la fístula con protección cutánea.
- Cierre de la fístula, bien de manera conservadora o mediante tratamiento quirúrgico cuando sea apropiado.

La clave en el tratamiento de estas fístulas es paciencia y una estrategia bien planeada. Su atención ha dado lugar a conceptos innovadores como el del «estoma flotante», en un intento de aislar el contenido intestinal que se vierte directamente en la herida y así mejorar los cuidados de ésta.[33] Debido a la variabilidad de los problemas de la piel y la herida que rodean a las fístulas enteroatmosféricas, el tratamiento es imposible de estandarizar y debe ser individualizado para cada paciente.[9,33-35]

4   Hernia incisional tras el cierre definitivo de la pared abdominal

La hernia incisional que puede aparecer tras el cierre definitivo de la pared abdominal después de un abdomen abierto es un proceso poco estudiado, sobre todo para los pacientes sin fístula intestinal y cierre definitivo precoz o progresivo. En el momento de escribir este capítulo, sólo un estudio en la literatura[36] analiza este dato y describe una incidencia de hernia incisional del 35 % con un tiempo medio de seguimiento de 26 meses, y estima una incidencia del 66 % tras 5 años de seguimiento. Es evidente que se necesitan más datos para evaluar la frecuencia de aparición de una hernia incisional tras el cierre definitivo de un abdomen abierto según el escenario que corresponda. No obstante, si se confirman por autores diferentes los datos mencionados, la indicación de reforzar el cierre definitivo con mallas u otros procedimientos en los pacientes sin fístula intestinal y cierre definitivo precoz o progresivo puede ser un tema a debatir.

5   Conclusiones

La pared abdominal constituye un sistema biológico único y complejo que contribuye al correcto mantenimiento del equilibrio homeostático del organismo mediante la contención de las vísceras abdominales en su posición y su contribución a la dinámica respiratoria correcta, al movimiento del tronco, a la correcta estática de la columna y a las funciones expulsivas (tos, micción, defecación).[37-40] En este contexto, cuando la pared queda abierta constituye una situación que dará lugar a diferentes grupos de pacientes con un mismo sistema alterado. Entender conceptualmente la pared abierta como una afección en sí misma permite la estratificación y la recogida de datos en los diferentes grupos de pacientes, lo cual favorece un mejor conocimiento y una optimización del enfoque terapéutico de este proceso. Además, permite considerar al sistema de la pared como un agente independiente implicado en otros procesos patológicos o terapéuticos con un problema final común: el cierre definitivo de la pared abdominal.

Bibliografía

1. Demetriades D. Total management of the open abdomen. Int Wound J. 2012; 9 (Suppl. 1): 17-24.
2. Friese RS. The open abdomen: definitions, management principles, and nutrition support considerations. Nutr Clin Pract. 2012; 27: 492-8.
3. Dubose JJ, Scalea TM, Holcomb JB, Shrestha B, Okoye O, Inaba K, *et al.* AAST Open Abdomen Study Group. Open abdominal management after damage-control laparotomy for trauma: a prospective observational American Association for the Surgery of Trauma multicenter study. J Trauma Acute Care Surg. 2013; 74: 113-22.
4. MacLean AA, O'Keeffe T, Augenstein J. Management strategies for the open abdomen: survey of the American Association for the Surgery of Trauma Membership. Acta Chir Belg. 2008; 108: 212-22.
5. Goussous N, Kim BD, Jenkins DH, Zielinski MD. Factors affecting primary fascial closure of the open abdomen in the nontrauma patient. Surgery. 2012; 152: 777-83; discussion 783-4.

6. Campbell A, Chang M, Fabian T, Franz M, Kaplan M, Moore F, *et al.* Management of the open abdomen: from initial operation to definitive closure. Am Surg. 2009; 75 (11 Suppl): S1-S22.

7. Quyn AJ, Johnston C, Hall D, Chambers A, Arapova N, Ogston S, *et al.* The open abdomen and temporary abdominal closure systems – historical evolution and systematic review. Colorectal Dis. 2012; 14: e429-38.

8. Díaz JJ Jr, Dutton WD, Ott MM, Cullinane DC, Alouidor R, Armen SB, *et al.* Eastern Association for the Surgery of Trauma: a review of the management of the open abdomen – part 2. Management of the open abdomen. J Trauma. 2011; 71: 502-12.

9. Becker HP, Willms A, Schwab R. Small bowel fistulas and the open abdomen. Scand J Surg. 2007; 96: 263-71.

10. Diener MK, Voss S, Jensen K, Büchler MW, Seiler CM. Elective midline laparotomy closure: the INLINE systematic review and meta-analysis. Ann Surg. 2010; 251: 843-56.

11. Jenkins TP. Closure of the abdominal wound. J R Soc Med. 1979; 72: 472-3.

12. Kushimoto S, Yamamoto Y, Aiboshi J, Ogawa F, Koido Y, Yoshida R, *et al.* Usefulness of the bilateral anterior rectus abdominis sheath turnover flap method for early fascial closure in patients requir-ing open abdominal management. World J Surg. 2007; 31: 2-8.

13. Ramírez OM, Ruas E, Dellon AL. "Components separation" method for closure of abdominal-wall defects: an anatomic and clinical study. Plast Reconstr Surg. 1990; 86: 519-26.

14. Poulakidas S, Kowal-Vern A. Component separation technique for abdominal wall reconstruction in burn patients with decompressive laparotomies. J Trauma. 2009; 67: 1435-8.

15. Gutarra F, Asensio JR, Kohan G, Quarin C, Petrelli L, Quesada BM. Closure of a contained open abdomen using a bipedicled myofascial oblique rectus abdominis flap technique. J Plast Reconstr Aesthet Surg. 2009; 62: 1490-6.

16. Dietz UA, Wichelmann C, Wunder C, Kauczok J, Spor L, Strauß A, *et al.* Early repair of open abdomen with a tailored two-component mesh and conditioning vacuum packing: a safe alternative to the planned giant ventral hernia. Hernia. 2012; 16: 451-60.

17. Björck M. Management of the tense abdomen or difficult abdominal closure after operation for ruptured abdominal aortic aneurysms. Semin Vasc Surg. 2012; 25: 35-8.

18. Seternes A, Myhre HO, Dahl T. Early results after treatment of open abdomen after aortic surgery with mesh traction and vacuum-

assisted wound closure. Eur J Vasc Endovasc Surg. 2010; 40: 60-4.

19. Petersson U, Acosta S, Björck M. Vacuum-assisted wound closure and mesh-mediated fascial traction – a novel technique for late closure of the open abdomen. World J Surg. 2007; 31: 2133-7.

20. Kleif J, Fabricius R, Bertelsen CA, Bruun J, Gögenur I. Promising results after vacuum-assisted wound closure and mesh-mediated fascial traction. Dan Med J. 2012; 59: A4495.

21. De Moya MA, Dunham M, Inaba K, Bahouth H, Alam HB, Sultan B, *et al.* Long-term outcome of acellular dermal matrix when used for large traumatic open abdomen. J Trauma. 2008; 65: 349-53.

22. Antoniou GA, Antoniou SA, Dodd DP. Use of porcine dermal collagen implant for definite early closure of the open abdomen in aortic surgery. Int Angiol. 2012; 31: 303-4.

23. López Cano M, Armengol Carrasco M, Quiles Pérez MT, Arbós Vía MA. Implantes biológicos en la cirugía de las hernias de la pared abdominal. Cir Esp. 2013; 91: 217-23.

24. Salman AE, Yetişir F, Aksoy M, Tokaç M, Yildirim MB, Kiliç M. Use of dynamic wound closure system in conjunction with vacuum-assisted closure therapy in delayed closure of open abdomen. Hernia. 2012 Oct 30. [Epub ahead of print]

25. Haddock C, Konkin DE, Blair NP. Management of the open abdomen with the Abdominal Reapproximation Anchor dynamic fascial closure system. Am J Surg. 2013; 205: 528-33; discussion 533.

26. Tieu BH, Cho SD, Luem N, Riha G, Mayberry J, Schreiber MA. The use of the Wittmann Patch facilitates a high rate of fascial closure in severely injured trauma patients and critically ill emergency surgery patients. J Trauma. 2008; 65: 865-70.

27. Weinberg JA, George RL, Griffin RL, Stewart AH, Reiff DA, Kerby JD, *et al.* Closing the open abdomen: improved success with Wittmann Patch staged abdominal closure. J Trauma. 2008; 65: 345-8.

28. Mischinger HJ, Kornprat P, Werkgartner G, El Shabrawi A, Spendel S. Abdominal wall closure by incisional hernia and herniation after laparostoma. Chirurg. 2010; 81: 201-10.

29. Burlew CC. The open abdomen: practical implications for the practicing surgeon. Am J Surg. 2012; 204: 826-35.

30. Drumond DA. Skin-adipose tissue detachment for laparotomy closure: a simple and effective technique for a complex problem. Rev Col Bras Cir. 2010; 37: 175-83.

31. Ekeh AP, McCarthy MC, Woods RJ, Walusimbi M, Saxe JM, Patterson LA. Delayed closure of ventral abdominal hernias after severe trauma. Am J Surg. 2006; 191: 391-5.

32. Scaff DW, Brooks AJ, Bilski T, Gallagher J, Kauder D. A technique for management of the open abdomen in the presence of a fistula. Injury Extra. 2007; 38: 43-8.

33. Jamshidi R, Schecterw P. Biological dressings for the management of enteric fistulas in the open abdomen. Arch Surg. 2007; 142: 793-6.

34. Evenson RA, Fischer JE. Current management of enterocutaneous fistula. J Gastrointest Surg. 2006; 10: 455-64.

35. Draus JM, Huss SA, Harty NJ, Cheadle WG, Larson GM. Enterocutaneous fistula: are treatments improving? Surgery. 2006; 140: 570-8.

36. Brandl A, Laimer E, Perathoner A, Zitt M, Pratschke J, Kafka-Ritsch R. Incisional hernia rate after open abdomen treatment with negative pressure and delayed primary fascia closure. Hernia. 2013 Mar 2. [Epub ahead of print]

37. Puckree T, Cerny F, Bishop B. Abdominal motor unit activity during respiratory and nonrespiratory tasks. J Appl Physiol. 1998; 84: 1707-15.

38. Myriknas SE, Beith ID, Harrison PJ. Stretch reflexes in the rectus abdominis muscle in man. Exp Physiol. 2000; 85: 445-50.

39. Gracovetsky S, Farfan H, Helleur C. The abdominal mechanism. Spine (Phila Pa 1976). 1985; 10: 317-24.

40. Lam KS, Mehdian H. The importance of an intact abdominal musculature mechanism in mantaining spinal sagittal balance: case illustration in prune-belly syndrome. Spine (Phila Pa 1976). 1999; 24: 719-22.

Con la colaboración de:

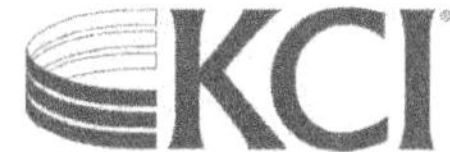

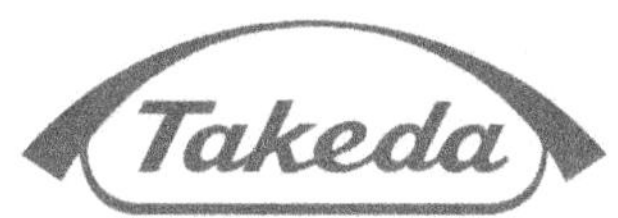

www.ingramcontent.com/pod-product-compliance
Lightning Source LLC
LaVergne TN
LVHW020746200726
843506LV00009B/902